どうしたらいい？
せぼねの圧迫骨折と
いわれたけど

見松 健太郎
辻村 享
編著 中川 武夫
藤原 正治
藤原 佐登子
辻村外科病院 スタッフ一同

風媒社

はじめに

　文明の進歩に伴って、医学も大変進歩してきた。著者の若い頃、1950年代には60歳を過ぎると還暦祝いをして、長寿を家族でお祝いをすることが多かった。今は交通事故、心臓病、癌（がん）等を免れれば、80歳から90歳まで生きられる世の中になった。長寿社会となり、昔は少なかったが、今は高齢者が大変増加している。長寿の高齢者は骨がもろくなって、ふらついて転ぶと、すぐに骨折が生じる。大腿骨、前腕骨の骨折も多くなったが、とりわけ腰痛を訴えるせぼね（脊椎）の骨折の増加が著しいと感じる。

　従って、この本では皆さんにやさしく、せぼね（脊椎）の圧迫骨折についてお話することとした。なるべく多くの絵（画像も）を取り入れて理解しやすくしたつもりなので、何度も見ていただきたいと思っている。

　　　　　　　　　　　　　　　　　　　　　2019年9月末日　著者一同

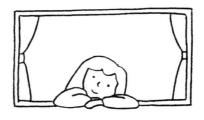

目次

A 画像シリーズ ———————————————————— 12

A-1-1	正常の脊椎	レントゲン（XP）	74歳男性	〈12〉
A-1-2	正常の脊椎	MRI磁気共鳴画像	74歳男性	〈13〉
A-2-1	圧迫骨折	MRI	73歳男性	〈14〉
A-2-2	圧迫骨折	レントゲン（XP）	73歳男性	〈15〉
A-3-1	破裂骨折	MRI	90歳女性	〈16〉
A-3-2	破裂骨折	XP	90歳女性	〈17〉
A-3-3	圧迫骨折	MRI	92歳女性	〈18〉
A-3-4	圧迫骨折	XP	92歳女性	〈19〉
A-4-1	破裂骨折	MRI	86歳女性	〈20〉
A-4-2	破裂骨折	XP	86歳女性	〈21〉
A-5-1	圧迫骨折	MRI	71歳女性	〈22〉
A-5-2	圧迫骨折	XP	71歳女性	〈23〉
A6-1	圧迫骨折	MRI	47歳女性	〈24〉
	破裂骨折	MRI	47歳女性	〈24〉
A-6-2	圧迫骨折	XP．CT	47歳女性	〈25〉
	破裂骨折	XP．CT	47歳女性	〈25〉
A-7-1	圧迫骨折	MRI	91歳女性 J症例1	〈26〉
A-7-2	圧迫骨折	XP	91歳女性	〈27〉
A-8-1	破裂骨折	MRI	82歳女性	〈28〉
A-8-2	破裂骨折	CT	82歳女性 手術、セメント挿入	〈29〉
A-9-1	破裂骨折	MRI	70歳男性	〈30〉

A-9-2	破裂骨折	XP. CT	70歳男性 手術、金属による固定	〈31〉
A-10-1	破裂骨折	MRI	62歳女性 J症例2	〈32〉
A-10-2	破裂骨折	XP	62歳女性	〈33〉
A-11-1	圧迫骨折	MRI	79歳男性	〈34〉
A-11-2	圧迫骨折	XP	79歳男性	〈35〉
A-12-1	圧迫骨折	XP	83歳女性 J症例3	〈36〉
A-12-2	圧迫骨折	MRI	83歳女性	〈37〉
A-12-3	破裂骨折	XP	83歳女性	〈38〉
A-12-4	破裂骨折	MRI	83歳女性	〈39〉
A-12-5	破裂骨折	XP. CT	83歳女性	〈40〉
A-13-1	圧迫骨折	MRI	88歳男性	〈41〉
A-13-2	圧迫骨折	XP	88歳男性	〈42〉
A-14-1	細菌性脊椎炎	MRI	78歳女性 J症例4	〈43〉
A-14-2	細菌性脊椎炎	XP	78歳女性	〈44〉
A-14-3	細菌性脊椎炎	MRI	78歳女性	〈45〉
A-14-4	細菌性脊椎炎	XP CT	78歳女性	〈46〉
A-14-5	細菌性脊椎炎	XP	78歳女性 手術、金属による固定	〈47〉
A-15-1	運動の有無による腰筋の状態		60歳女性 CT L4レベルの横断像	〈48〉
A-15-2	運動の有無による腰筋の状態		35歳男性 CT L4レベルの横断像	〈48〉

A-16　骨の中の状態、骨稜の程度　〈49〉

　　　a. もろい骨の中とは（骨稜）

　　　b. 若い健常な人の骨の中とは（骨稜）

B 圧迫骨折って何　50

B-1　圧迫骨折って何ですか、どういうことですか　〈50〉

B-2　そんなに簡単に折れるものですか　〈52〉

B-3　折れたらどうしたら良いんですか 〈53〉

B-4　折れないように骨を丈夫にするにはどうするんですか 〈53〉

B-5　骨のもろさはどうやって分かるんですか(測定方法) 〈53〉

B-6　骨の濃度(骨密度、骨塩量)のデータの読み方 〈54〉

B-7　この圧迫骨折は新しいんですか、古いんですか？ 〈55〉

B-8　圧迫骨折で死ぬことはありますか 〈57〉

B-9　圧迫骨折のレントゲン(X線)初期像について 〈58〉

B-10　「つ」の字にせぼねが曲がった人 〈59〉

C 折れたらどうするんですか ─ 60

C-1　なんの治療もしなかったらどうなるんですか 〈60〉

C-2　体幹ギプスを巻く 〈61〉

　2-1　立って背骨をのばした状態で巻く 〈61〉

　2-2　背臥位(上向きで寝た状態)で巻く 〈62〉

　2-3　伏臥位(腹這い)で巻く 〈63〉

C-3　硬性コルセットを作ってはめる 〈65〉

　3-1　硬性コルセットモデルの取り方(採型法) 〈65〉

C-4　軟性コルセット(ダーメン)、フレームコルセットを作ってはめる 〈67〉

C-5　市販の簡易コルセットについて 〈67〉

C-6　体にギプス(体幹ギプス)を巻いた後はどうなるの 〈68〉

　6-1　ギプスを巻いたら動けますか？ 〈68〉

　6-2　どういう方法でねる(横臥位になる)んですか 〈69〉

　6-3　ベッドから起きる時はどうするんですか 〈70〉

　6-4　風呂は入れるの？ 〈73〉

　6-5　不自由は 〈73〉

C-6-6　痛みはどうなるの 〈73〉

　　　1. 圧迫骨折患者さんの痛み（腰痛）の推移 〈74〉

　　　2. 破裂骨折患者さんの痛み（腰痛）の推移 〈75〉

6-7　ギプスは何週間巻くのですか 〈81〉

6-8　著者が毎日新聞に出した記事「圧迫骨折」

　　　ギプスを巻くのが最善とした（1997年12月3日掲載） 〈82〉

D　手術をするんですか ─────── 83

D-1　骨折部にセメントを入れるんですか 〈83〉

D-2　金属でせぼねを固定するんですか 〈85〉

D-3　手術後に気をつけることは？ 〈85〉

D-4　風呂は入れるのですか 〈85〉

D-5　手術後、硬性コルセットはいつまでつけるのですか 〈86〉

D-6　金属がこわれたり、抜けたりしますか 〈86〉

D-7　運動はできますか 〈87〉

E　圧迫骨折後のリハビリテーション ─────── 88

E-1　ベッドからの起き上り 〈88〉

E-2　ベッドから立位まで 〈88〉

E-3　立位から歩行へ 〈89〉

E-4　歩行訓練、歩行器歩行 〈89〉

E-5　しゃがみ立ち（スクワット）訓練 〈90〉

E-6　杖歩行 〈91〉

E-7　独立歩行 〈91〉

E-8　どのくらい歩ければ良いんですか 〈91〉

F 圧迫骨折はいつ治るんですか ———— 92

- F-1　治っていくという評価は何でするのですか 〈92〉
- F-2　どういう状態だと治ったといえるんですか 〈92〉
- F-3　治るまでに何カ月くらいかかりますか 〈93〉

G 圧迫骨折にならないためには（予防方法）———— 94

- G-1　骨を丈夫にする 〈94〉
- G-2　よく運動をする 〈94〉
- G-3　薬も使いましょう 〈96〉

H 認知症にならないためには（予防方法）———— 98

- ㋑体をよく動かしましょう 〈99〉
- ㋺次に楽しいことを考えましょう 〈100〉
- ㋩友達とおしゃべりしましょう 〈100〉
- ㋥旅行を計画しましょう 〈101〉
- ㋭頭を使うように努力しましょう 〈101〉
- 　俳句を作った人がいます 〈102〉

I 圧迫骨折を歴史的にながめると ———— 103

J 圧迫骨折、破裂骨折した患者さんの経過 ———— 104

- J-1　91歳女性　圧迫骨折(L3)例(図 A-7) 〈104〉

J-2　62歳女性 破裂骨折（T12）例（図A-10）〈105〉

J-3　83歳女性　圧迫骨折から破裂骨折になり、神経麻痺が進行した例（図A-12）〈106〉

J-4　78歳女性 圧迫骨折と診断された脊椎カリエス例（図A-14）〈107〉

J-5　圧迫骨折で5回もギプスを巻いた患者さんの感想、意見　〈108〉

J-6　体幹ギプスを巻いた時の患者さんの感想　〈108〉

【ギプスを巻いた患者さんを看護する看護師さんの感想・意見】〈110〉

J-7　20代 看護師さんの感想、意見　〈110〉

J-8　30代 看護師さんの感想、意見　〈110〉

J-9　40代 看護師さんの感想、意見　〈110〉

J-10　50代 看護師さんの感想、意見　〈111〉

J-11　60代 看護師さんの感想、意見　〈112〉

【リハビリを助ける理学療法士（PT）さんの感想、意見】〈112〉

J-12　脊椎圧迫骨折を受傷した患者さんのリハビリを経験して　〈112〉

J-13　圧迫骨折をした患者さんのリハビリを担当して　〈113〉

K 交通事故、労災事故での圧迫骨折の後遺症の査定について ― 115

L 圧迫骨折の実態 ― 121

a 辻村外科病院での20年間の統計　〈121〉

b 発表・早期にギプス固定を行った脊椎圧迫骨折患者さんの帰結 −初発・再発による比較−　〈128〉

M 終活を体験して ― 141

N エッセイ — 143

a) 圧迫骨折にはギプスを巻くって？ 〈143〉
「飲みながら語る医者仲間の話」141頁、文芸社 2012 より

b) 圧迫骨折、1000例経験した結論は？ 〈146〉
「飲みながら語る医者仲間の話その2」88頁、文芸社 2014 より

c) お婆ちゃんの腰痛は骨折かも 〈150〉
「飲みながら語る医者仲間の話その2」219頁、文芸社 2014 より

O 参考文献、参考資料、この本に書いた内容のもとになる資料（著者などの勉強、研究したこと） — 154

P 著者紹介 — 158

Q あとがき — 160

R さくいん（索引） — 161

どうしたらいい？
せぼねの圧迫骨折と
いわれたけど

編著

見松 健太郎

辻村 享

中川 武夫

藤原 正治

藤原 佐登子

辻村外科病院 スタッフ一同

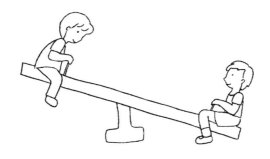

A 画像シリーズ

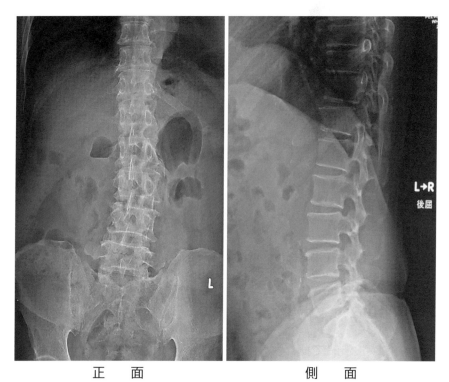

正　面　　　　　　　　　側　面

図 A-1-1／74歳男性　レントゲン(XP)正常の脊椎(骨折がない)

　左の正面像では左凸の軽度の側弯を示す。椎体には小さい骨棘(こっきょく、骨のとげ、よく使った機械のバリと同じようにできます。)があり、変形性脊椎症の初期像である。1895年にレントゲン博士によりX線が発見されてからは、骨折の診断をするにはレントゲンが良いという時代が長く続いてきた。今でも必要な手段(画像)ではあるが、新しい骨折には、次頁に示すMRI(磁気共鳴画像)の方が敏感に描出できることがわかり、現在は広く用いられている。

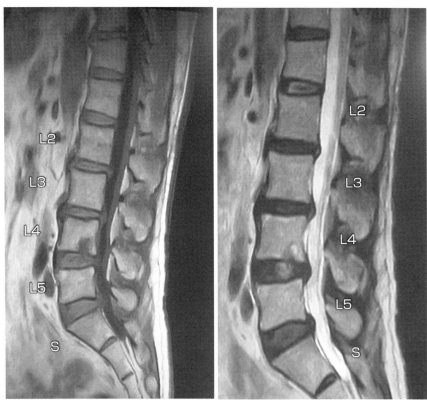

T1WI（短い時間で撮った画像）　　T2WI（少し長い時間で撮った画像）

図 A-1-2／74歳男性　正常の脊椎　MRI 磁気共鳴画像

　椎体の骨折はない。L2-3,L3-4,L4-5,L5-Sに椎間板ヘルニアがある。

　MRI（magnetic resonance imaging）は日本語で磁気共鳴画像という。日本語にしても難解であろうが、易しくいえば人間の体の中の水素（H＋）の原子を捉えて画像にしたものである。人間の体は約80％水（H_2O）でできているから、水のある所は画像に出やすいのである。骨が折れると中で出血が生じるので水分が細胞外に出てくる。そのため、ひび割れ位のわずかな骨折でもわかりやすくなる。即ち、レントゲン画像よりも格段にMRIの方が小さな骨折でも教えてくれるのです。

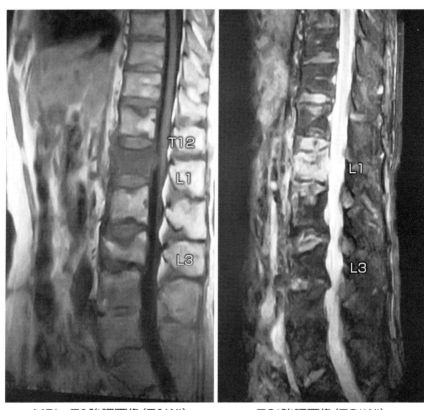

MRI　T1強調画像(T1WI)　　　　T2*強調画像(T2*WI)

図 A-2-1／73歳男性

　第1腰椎(L1)は左のT1WIで黒く(低濃度)、右のT2*WIで白い(高濃度)。新しい圧迫骨折である。第12胸椎（T12）は上（頭側）終板のへこみが認められる。左のT1WIでは黒くなく、右のT2*WIでは白い。これは新しい骨折ではなく、古いか、成長の過程で生じる終板の形成不全でシュモール（schmorlさんの）結節である。第3腰椎（L3）は腹側（前方）で細くなっている。T1WI. T2*WI共周囲の椎体と同じ色（濃度）であり、古い圧迫骨折である。

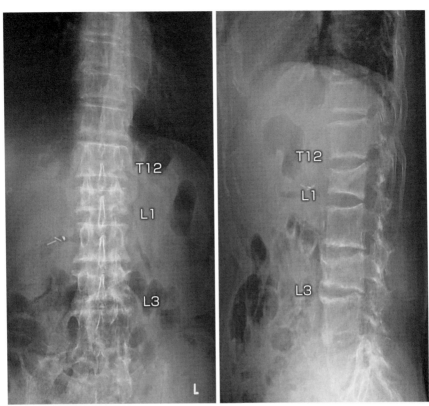

XP　胸腰椎　正面　　　　　　側面

図 A-2-2 ／73歳男性

レントゲン（XP）は少し見づらいが、第12胸椎（T12）は変化なく正常。
第1腰椎（L1）は、前方（腹側）が短縮して圧迫骨折である。
第3腰椎（L3）も、前方が短縮していて圧迫骨折である。

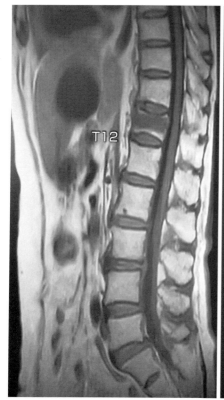 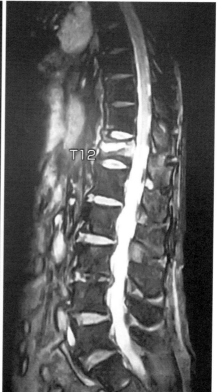

　　MRI　T1強調画像(T1WI)　　　　T2*強調画像(T2*WI))
　　　図 A-3-1／90歳女性

　第12胸椎（T12）は、左のT1WIで椎体が黒く（低濃度）、右のT2*WIでは白く（高濃度）描出されている。椎体の後方がふくらんで（膨隆）いて、程度は軽いが新しい破裂骨折である。破裂骨折の話はB-1, 51頁にありますので読んで下さい。

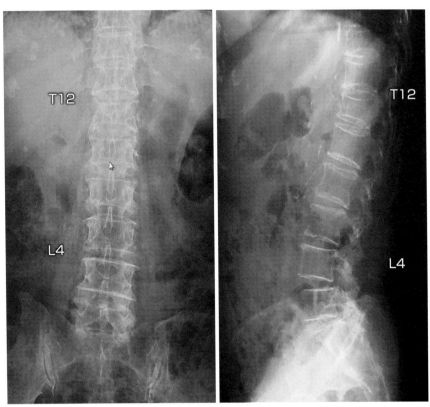

XP　胸・腰椎　正面　　　　　　　側面

図 A-3-2／90歳女性

　左の正面像でははっきりしないが、右の側面像では第12胸椎（T12）は圧迫骨折と判断される。図 A-3-1のMRIの方が鋭敏で正しい判断ができる。
　第4腰椎（L4）は軽度前方（腹側）にずれている。軽度のすべり（辷り）症である。

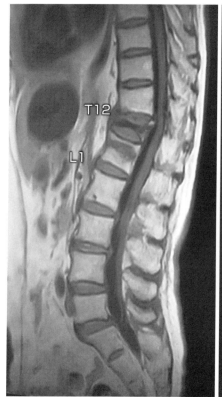 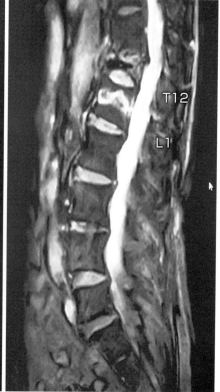

　　MRI　T1強調画像(T1WI)　　　　T2*強調画像(T2*WI)
　　　　　図 A-3-3／92歳女性

　図 A-3-1の症例の2年後である。左のT1WIでは、2年前の破裂骨折であった第12胸椎（T12）は扁平化して黒い。右のT2*WIでも椎体は黒い。固い骨の部分だけが残り、椎体は扁平化した。脊柱は後方に曲がり、腰が曲がった状態である。その下の第1腰椎(L1)は左のT1WIで黒く（低濃度）、右のT2*WIでは白い（高濃度）新しい圧迫骨折である。

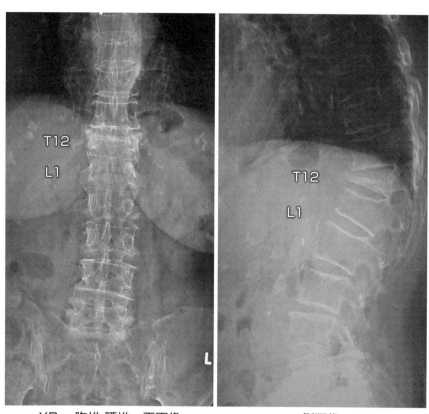

XP　胸椎・腰椎　正面像　　　　　　　側面像

図 A-3-4／92歳女性

　左の正面像では、T12は高さを減じている。右の側面像では、L1も高さを減じている。このままいくと、腰がどんどん曲がっていきそうだ。

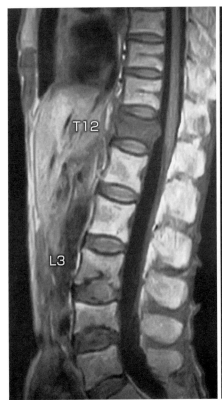 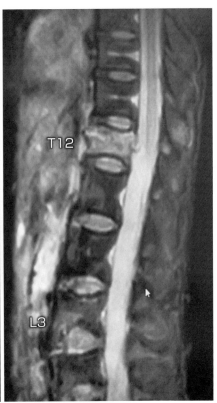

　　MRI　T1強調画像(T1WI)　　　T2*強調画像(T2*WI)
　　図 A-4-1／86歳女性

　第12胸椎（T12）は左のT1WIで黒く、右のT2*WIでは白く描出されている。椎体の後方は脊柱管内に突出している。即ち、新しい破裂骨折である。
　第3腰椎（L3）の下側（尾側）の終板は上にへこんでいる。左のT1WIでは他の椎体と同じ色、右のT2*WIでもわずかに白いが、ほぼ他の椎体と同じ色と見ることができる。即ち、古い圧迫骨折である。

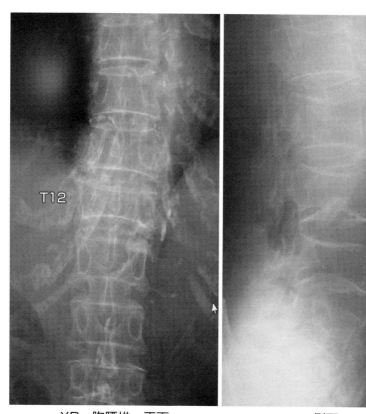

XP　胸腰椎　正面　　　　　　　　側面

図 A-4-2／86歳女性

　高齢になると骨がもろくなり（骨粗鬆症）、レントゲン写真では骨がはっきり写らなくなり、大変見づらい。左の正面像では、第12胸椎（T12）の椎体の高さが、1つ上のT11よりも短くなっている。右の側面像では横隔膜の像と重なっているためであろう、よく見えない。腹部大動脈は石灰化し、動脈硬化症である。このようにMRIのない，またはすぐ撮れない病院や医院では骨折が見逃されやすい。

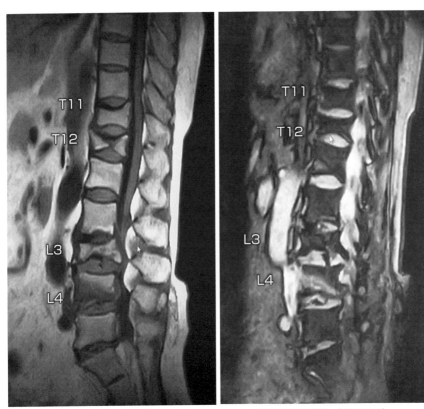

MRI　T1強調画像（T1WI）　　　T2*強調画像（T2*WI）

図 A-5-1／71歳女性

　T11は古い圧迫骨折、T12は古い縦列骨折、L3は古い破裂骨折、L4は新しい圧迫骨折である。

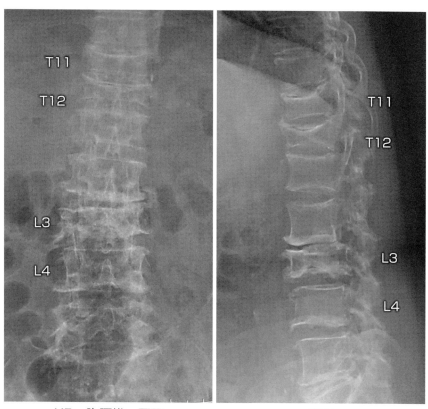

XP　胸腰椎　正面　　　　　側面
図 A-5-2／71歳女性

　右の側面像からは、T11, T12, L3が圧迫（破裂）骨折であることは明らかであるが、L4が骨折しているかどうかは、はっきりしない。左の正面像は少しわかりにくいが、よく見ても同じである。

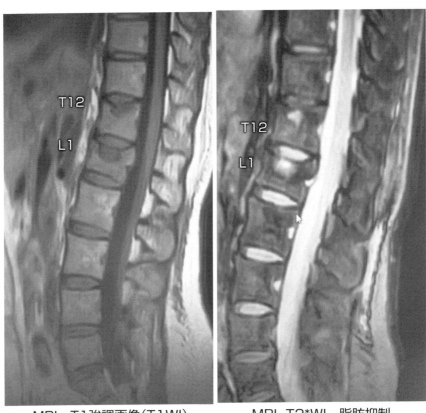

MRI　T1強調画像(T1WI)　　　　MRI　T2*WI　脂肪抑制

図 A-6-1／47歳女性

　左はMRIのT1WIで、T12, L1共椎体は黒い部分（低濃度）がある。
　右はMRIのT2*WIでT1WIで黒い部分が白い（高濃度）。即ち、T12は新しい圧迫骨折、L1は新しい破裂骨折である。L1の椎体は破壊されて後方脊柱管内に突出している。

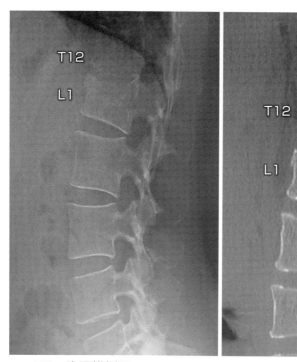
XP 胸腰椎側面

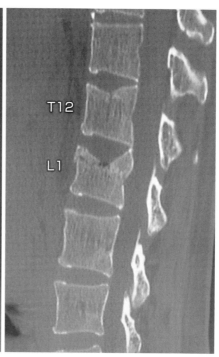
CT 縦断(再構成画像)

図 A-6-2／47歳女性

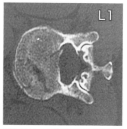

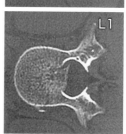

横断像

　左上のレントゲン腰椎側面像では分かりにくいが、右上のCT側面像では第12胸椎（T12）が圧迫骨折、第1腰椎（L1）が破裂骨折である。右のL1の横断像では、椎体後方の骨折が明瞭である。

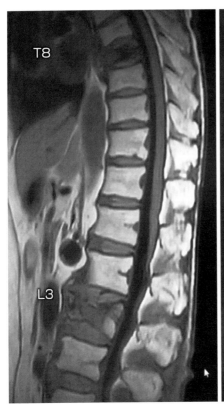 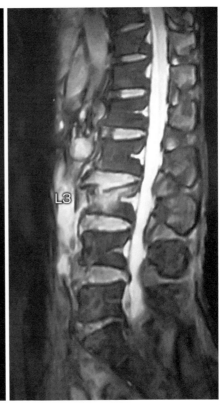

MRI　T1強調画像(T1WI)　　　T2*強調画像(T2*WI)
図 A-7-1／91歳女性　　J症例1／104頁

　第3腰椎（L3）は左のT1WIで椎体が黒、右のT2*WIで椎体は白く描出されている。新しい圧迫骨折である。腰が痛いという訴えと、このL3のMRI所見からL3の圧迫骨折に注目されていたが、左のT1WIでは上の方（頭側）第8胸椎にも、黒い椎体があり、T8の圧迫骨折が認められる。脊柱が弓なりに後弯している上、下の同じ部分にあたる。

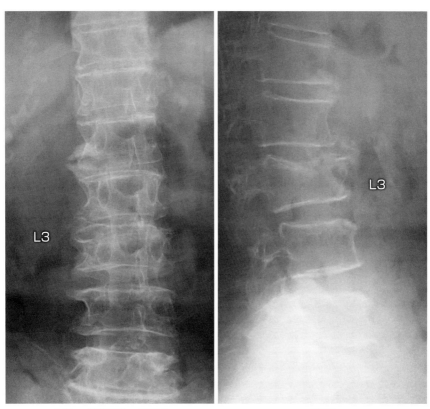

XP　胸腰椎　正面　　　　　　　側面

図 A-7-2／91歳女性

　第3腰椎 (L3) は右の側面像では明らかに前方（腹側）がつぶれている。左の正面像では椎体の高さを減じているが明瞭ではない。

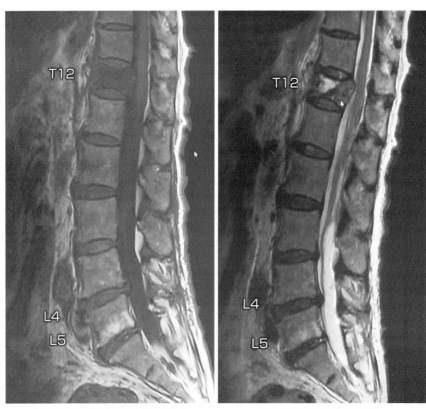

図 A-8-1／82歳女性

　第12胸椎（T12）は左のT1WIで黒く（低濃度）、右のT2WIでは白く（高濃度）描出されている。新しい破裂骨折である。椎体の後方は脊柱管に突出している。脊髄への圧迫は免れており、神経麻痺はないと推察される。L4-5間には、小さいが椎間板ヘルニアがある。

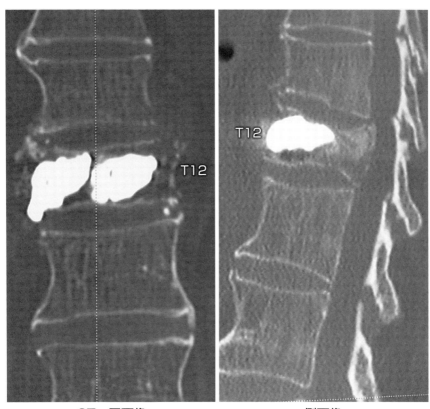

CT　正面像　　　　　　　側面像

図 A-8-2／82歳女性

　手術・セメント注入椎体形成術（BKP）が行なわれた。図 A-8-1より新しい破裂骨折である。椎体後方が破壊されていると、入れたセメントが固まる前に後方にもれると神経麻痺が生じやすい。この症例では、CTの横断像でその危険度が少ないと判断されて行なわれた。（D-1,83頁参照）

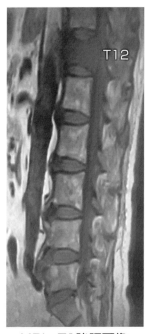 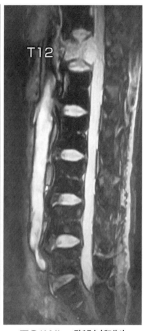 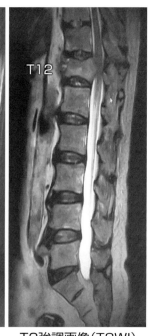

| MRI　T1強調画像 | T2*WI　脂肪抑制 | T2強調画像（T2WI） |
| (T1WI) | | |

図 A-9-1／70歳男性

　MRI、腰椎、左はT1WIでT12の椎体は黒く、後方に突出し脊柱管内に入り込んでいる。右のT2*WI、T2W1では脊髄への圧迫が描出されている。この部分の脊髄は白く浮腫状であり、両下肢の神経麻痺が推察される。中央のT12の椎体は白く、左と合わせて新鮮な新しい破裂骨折である。両下肢に不全麻痺があり、手術が必要と判断された。

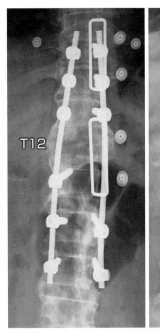 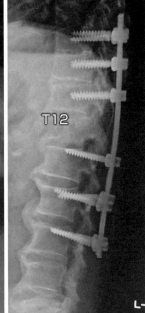 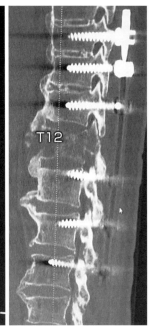

| XP　胸腰椎正面 | 側面 | CT　胸腰椎側面 |

図 A-9-2／70歳男性

　破裂骨折した第12胸椎（T12）を中心に上3椎、下3椎にビスを入れて、そのビスを縦棒（ロッド）にて固定した。インスツルメント（金属）による脊柱再建術である。一番右のCT像では、T12の椎体の前方は骨がない程破壊されている。この椎体が修復されるのには6カ月から12カ月必要とする。インスツルメントがない場合には、腰が曲がって骨の密度が高くなり修復される。この症例は、最初車椅子であったが、2カ月後何とか独歩可能となった。

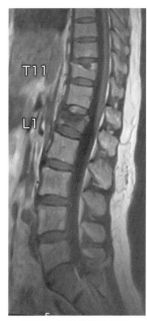 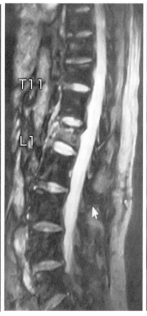 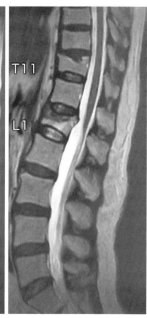

| MRI T1強調画像 | T2*強調画像 | T2強調画像 |
| (T1WI) | (T2*WI) | (T2WI) |

図 A-10-1／62歳女性　J症例2／105頁

　第1腰椎（L1）は、左T1WIで椎体は黒く、中央のT2*WIでは白く描出されている。右のT2WIをも見て、椎体の後上方が壊れて後方に小さいが突出している。新しい破裂骨折である。第11胸椎（T11）は上方（頭側）終板がへこんでいる。椎体の信号は周辺の椎体と、左、中、右共同じであり、この骨折の変化は古いものである。上下の椎体（T10.T12）に比べて短縮しており、古い圧迫骨折である。

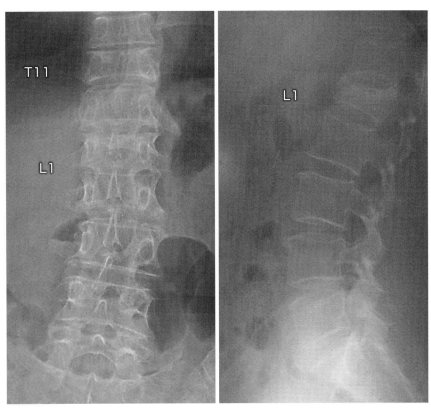

XP　胸腰椎　正面　　　　　　側面

図 A-10-2／62歳女性

　第1腰椎（L1）は椎体の高さを減じている。第11胸椎（T11）の正面像では軽度椎体の高さが上、下、（T10.T12）に比較して少し低い。

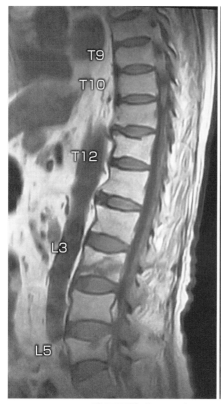 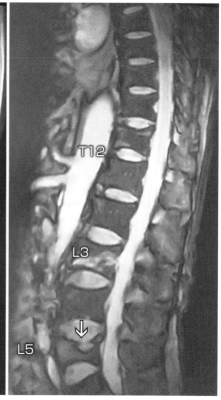

MRI　T1強調画像(T1WI)　　　　T2*強調画像(T2*WI)

図 A-11-1／79歳男性

　左のMRI T1WIでは第3腰椎は黒く（低濃度）、右のT2*WIではそこが白い（高濃度）、即ち新しい圧迫骨折である。よく見ると第9,10,11,12腰椎（T9,10,11,12）にも古い圧迫骨折があると思われる。第5腰椎(L5)の上（頭側）終板はへこんでいる。成長期にできたシュモール結節、矢印（良性）と思われる。

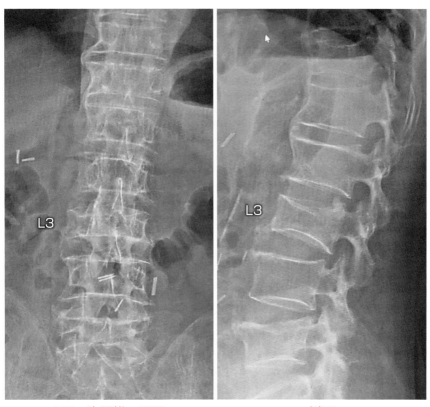

XP　胸腰椎　正面　　　　　　　側面

図 A-11-2／79歳男性

　第3腰椎（L3）には圧迫骨折があり、上（頭側）終板線が乱れている。右の側面像では第10胸椎（T10）と第12胸椎（T12）が椎体の高さを減じ、軽い圧迫骨折と読むことができる。

　正面像では、右側T10〜T12にかけて靱帯が連なって骨が一体化している。右の側面像では、T11-12、L1-2の前方は骨で連なっている。前縦靱帯が骨化している。L3-4の前方の腹部大動脈には硬化がみられる。

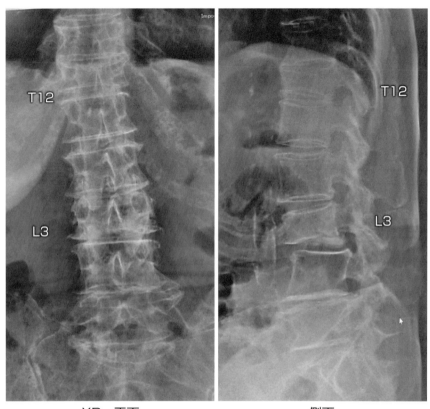

XP　正面　　　　　　　　側面
図 A-12-1／83 歳女性　J症例3／106頁

T12の椎体骨折が認められる。
L3の椎体骨折も認められる。

T12、L3の圧迫骨折が認められる。L3は前方にすべ（辷）っている。
L3-4のレベルの脊柱管は狭いがL3は破裂骨折ではない。L3は前方に辷っている。

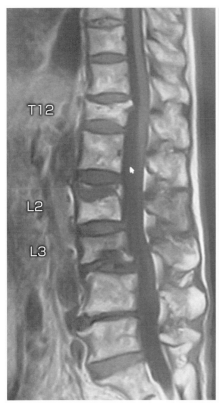 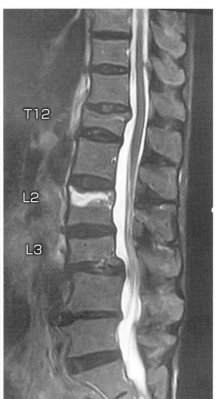

MRI　T1強調画像(T1WI)　　　　T2強調画像(T2WI)

図 A-12-2／83歳女性

T12は古い破裂骨折。
L2は新しい圧迫骨折。
L3は古い尾側の終板骨折である。

L2は上方、前方が白く（高濃度）で新しい圧迫骨折を示す。L3は前方に軽度辷っている。

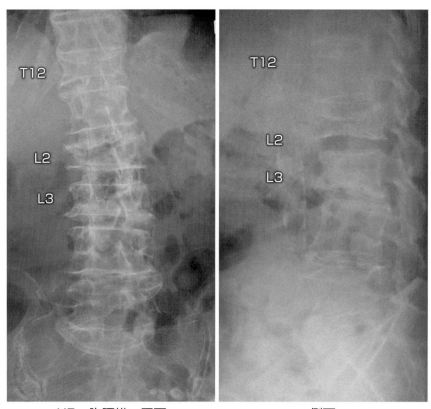

XP　胸腰椎　正面　　　　　　　側面

図 A-12-3／83歳女性

T12.L2.L3の椎体骨折がわかる。　　L2は破裂骨折のようだ。
　　　　　　　　　　　　　　　　T12.L3は圧迫骨折である。

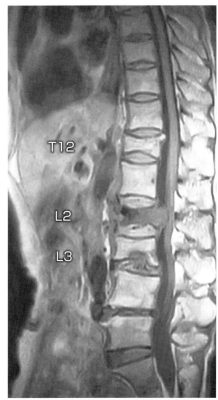
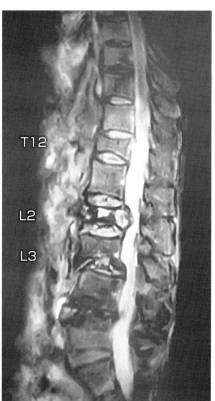

MRI　T1強調画像(T1WI)　　　T2*強調画像(T2*WI)

図 A-12-4／83歳女性

　L2が図 A-12-2より進行して新しい破裂骨折になり、椎体後方が脊柱管内に突出している。

　L2の脊柱管内に突出した部分は白く（高濃度）、新しい破裂骨折を示す。

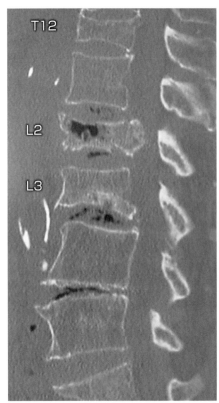 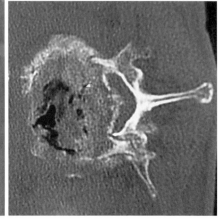

XP CT　胸腰椎　側面　　　　　CT　横断(L2)

図 A-12-5／83歳女性

　L2は破裂骨折で脊柱管内に骨片が、入り込んでいる。

　L3も椎体の後下縁が後方に軽度突出している。

　L2椎体は骨折し、椎体の中に気体像あり、椎体の後方は脊柱管内に突出している。脊柱管は面積が半分近くに狭くなっている。

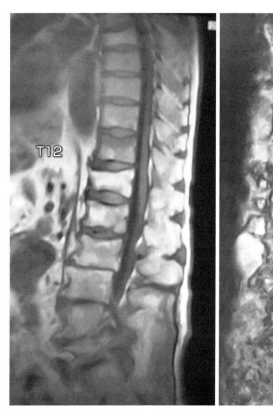 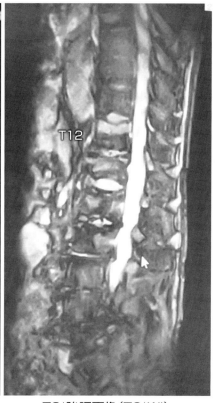

MRI　T1強調画像(T1WI)　　　T2*強調画像(T2*WI)

図 A-13-1／88歳男性

　第12胸椎（T12）はT1WIで黒くT2*WIで白く描出されている。新しい圧迫骨折である。第1腰椎（L1）は古い圧迫骨折である。

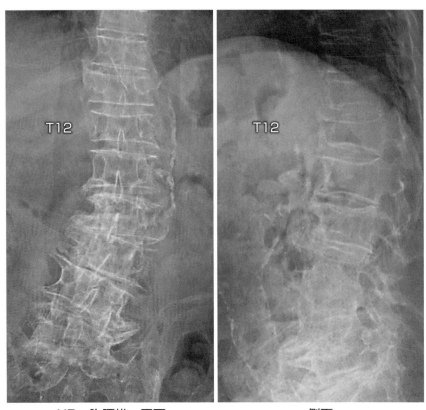

XP　胸腰椎　正面　　　　　　　側面

図 A-13-2／88歳男性

　XP左の正面像では、左凸の側弯である。骨棘が多く変形性脊椎症といい、よき働き者の腰である。第12胸椎（T12）、第1腰椎（L1）には圧迫骨折がある。

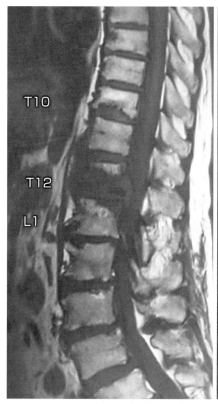 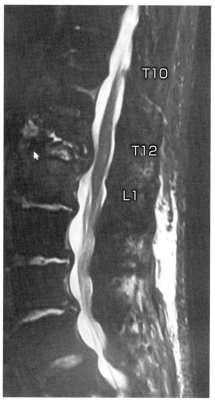

MRI　T1強調画像(T1WI)　　　　T2*強調画像(T2*WI)

図 A-14-1／78歳女性　J症例4／107頁

　T10は下（尾側）の終板が黒く椎間板が入り込んでいる。
　古い圧迫骨折と読める。T12-L1間の椎間板炎が認められる。椎体の前後に炎症が及んでいる。

　T12-L1間の椎間板が白（高濃度）である。T1WIと共に考えて炎症と考えられる。

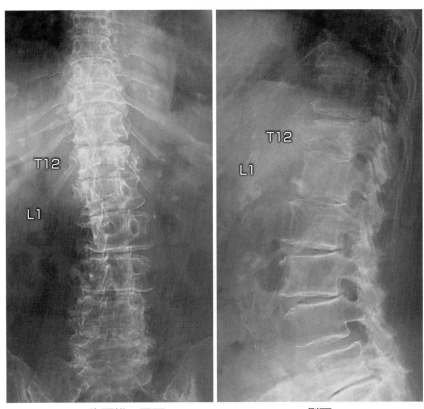

XP　胸腰椎　正面　　　　　　　側面

図 A-14-2／78歳女性

T12の椎体は上、下に圧迫されて、圧迫骨折のようである。

T12椎体は圧迫骨折様である。

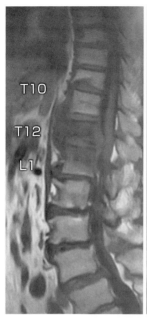 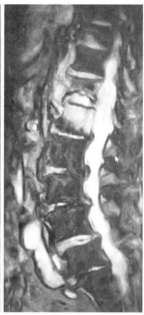 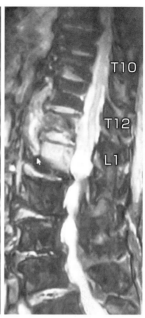

MRI　T1強調画像　　　　　　　T2*強調画像(T2*WI)
　　　(T1WI)
　　　　図 A-14-3／78歳女性　J症例4／107頁

　T10は古い尾側の終板の骨折で圧迫骨折である。T12,L1は黒く（低濃度）、圧迫骨折ではなく感染症である。脊柱管内にも、椎体前方にも突出するものがある。膿と思われる。

　T11,T12,L1椎体の前方は白く（高濃度）、濃の広がりをみる。T12,L1間の椎間板は白く、L1の椎体は全体に白く、炎症の所見である。圧迫骨折ではない。

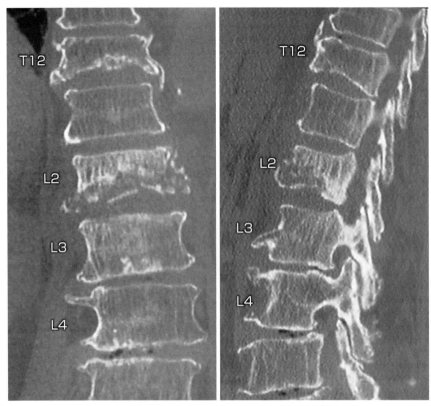

XP. CT　胸腰椎　正面　　　　　　側面

図 A-14-4／78歳女性

　レントゲン写真のCTから得られた画像である。T12は左右に、また上方に骨棘があり、古い圧迫骨折である。L2は椎体の前方が破壊され、左右にも広がっている。圧迫骨折化されている。L3は骨の変化は乏しいが、L4との間に骨棘が、前方及び右側にみられる。

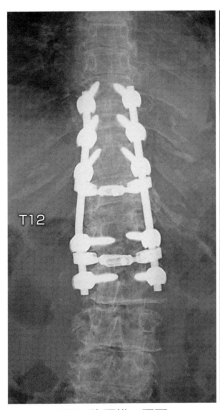 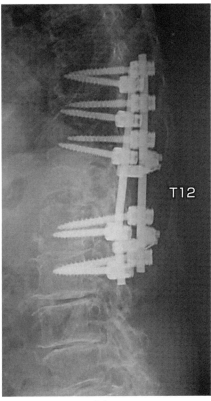

XP　胸腰椎　正面　　　　　　　側面

図 A-14-5／78歳女性

　2度目に紹介したK病院で手術となった。T12-L1の椎体の清掃（掻爬）と金属（インスツルメント）による脊柱の固定である。

　椎体からは結核菌が検出された。以後はT病院で結核に対する薬剤治療（化学療法）が行なわれている。

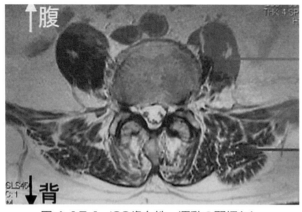

図 A-15-1／60歳女性　運動の習慣なし。

　腸腰筋のやせ（萎縮）があり、背中の筋（脊柱起立筋）の脂肪変性化が著明である。

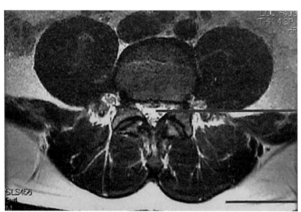

図 A-15-2／35歳男性　スポーツ選手

　上の図と比べて腸腰筋は２倍以上の面積あり。この筋も背中の筋も脂肪変性はなく、たくましい筋肉である。
　図 A-15運動の有無による腰の筋肉の状態。MRIでL4レベルの横断像です。
　運動をしないと、体全体の筋肉が劣えます。骨ももろくなります。年をとっても、運動を心掛けましょう。

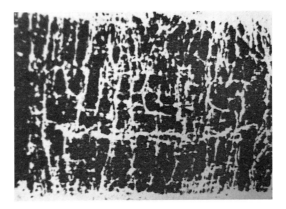
a.

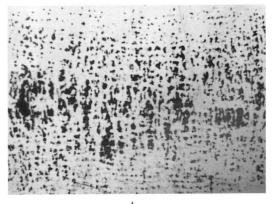
b.

図 A-16／骨の中の状態、骨稜の程度

a. 骨のもろい人（骨粗鬆症）のスカスカの骨の中
b. 骨の丈夫な人のしっかりした固い骨の中

B 圧迫骨折って何

B-1 圧迫骨折って何ですか、どういうことですか

　人間のせぼね（脊椎）は頭からお尻まで1本でできていますが細かく見ると1つ1つの椎体（椎骨）と名付けられた骨が連なってできています。（図 B-1-1）

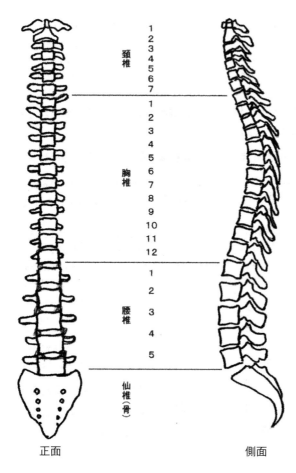

図 B-1-1　脊椎の骨
頸椎が7コ、胸椎は12コ、腰椎が5コです。
せぼね（脊椎の骨）
文献29.108頁より

頚椎が7個、胸椎が12個、腰椎が5個、仙椎が5個です。仙椎は成人になるとくっついて（癒合して）仙骨という1つの骨になり骨盤の後方部分を作り（形成し）ます。1つ1つの骨は図 B-1-2に示します。

　椎骨の前方の円柱部分は椎体と名付けられていて、この骨の部分が上下から圧迫されて、椎体がつぶれた状態を圧迫骨折といいます（図 B-1-3）。

　強い力が加わると、複雑に折れた圧迫骨折になります。椎体の後方部分が折れたものは破裂骨折（図 B-1-4）と特別に名前がつけられました。椎体の背側（後方）にある脊柱管には脊髄（神経）が

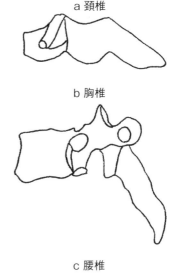

図 B-1-2　椎体側面像
せぼね（脊椎）の骨を取り出して横から見た図です。

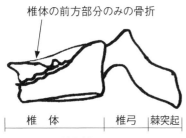

図 B-1-3　圧迫骨折
図 Aの2,3-3,5,6,7,11,12,13 参照

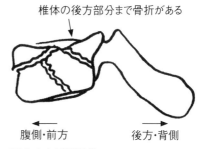

図 B-1-4　破裂骨折
図 Aの3,4,6,8,9,10,12 参照

走っていますので、この中に折れた骨片が入り込むことがあり、脊髄が損傷されることがあると脊髄損傷といわれます。ひどい時には両足が動かなくなって車椅子の生活となるから要注意の骨折なのです。また第10、11、12胸椎、第１腰椎辺の骨折では出血によって、内臓に行く神経が圧迫されるのでしょう、腸の動きが悪くなって、腸閉塞（イレウス）になって便秘になることがあります。

> **アドバイス** Nのエッセイ（143頁から）を先に読んで下さい。
> 理解しやすくなると思われます。

B-2 そんなに簡単に折れるものなのですか

　若い人には考えられないでしょうが、また高齢者本人にも考えにくいのですが、簡単に骨折がおきてしまう時代になりました。皆さんの骨がもろくなったんです。20年前には整形外科医もびっくりしていました。「えっ、そんなことで折れてしまったの！」というぐあいです。骨がもろくなってしまったのです。高齢化社会になって、毎日のように骨折患者さんが受診されるようになり、最近ではびっくりしなくなり、すぐに骨折はしていないかなとチェックするようになっています。

　しかし、今でもびっくりなのは、若い30代の女性が出産後に腰痛が出現して圧迫骨折が発見される例がありびっくりです。昔はなかったのにどうして？となります。考えるに車社会で、重いものを持って長時間歩くことはなくなり、電化で力を入れる場面も大変少なくなったからでしょう。動かなくても思うことができてしまうからでしょう。ロボットやAI技術が今後進むと、ますます骨がもろくなって（図 A-16）、運動をしないととっさの動作ができなくて転倒することが多くなることでしょう。高齢で骨がもろければすぐに骨折となります。

B-3 折れたらどうしたら良いんですか

　重いものを持って痛い所が生じたり、転倒して痛くなったら、医療機関を受診して下さい。骨折が疑われたら、ＭＲＩやレントゲン写真をとってもらって骨折があるかどうか詳しく調べてもらって下さい。手足の骨折ならギプス固定（外固定）です。ギプスではうまくいかなければ、手術（内固定）が必要になります。骨を寄せて固定して骨が治る（骨癒合する）のを待たなければなりません。せぼね（脊椎）の骨折が発見されたら、次のＣに書いたように対応します。

B-4 折れないように骨を丈夫にするにはどうするんですか

　人間は動物です。動く物です。動いていないと体の調子が悪くなります。体がそうできているんです。動けるだけよく動きましょう。疲れるとねむくなります。それが健康の印です。

　次には骨の材料、小魚の骨を食べましょう。さんまの骨も焼いて食べるとおいしいです。太陽に当たりましょう。紫外線が、皮膚に当たってビタミンＤを作ってくれます。ビタミンＤが骨を作るのを助けます。また運動を心掛けましょう。骨に力が加わらないと骨がもろくなります。少なくともよく歩きましょう。あの鍛えた宇宙飛行士が何日も宇宙へ行くと、地球に帰った時には歩けない程、骨がもろくなります。ここの内容はＧ,94頁でも述べています。

B-5 骨のもろさはどうやってわかるんですか（測定方法）

　レントゲンをとると骨がスカスカかどうかがわかります。
　正確さを保つために機械で骨の密度を測って数値化します。他人とも比

べやすくなります。測定方法には5つあって、腰の骨、大腿骨、踵の骨、前腕骨、手指の骨のレントゲン写真をとります。この写真を機械にかけて測定します。踵の骨ではレーザー光線を使って測定することもあります（図B-5-1骨密度の測定部位）。

どうして、この部位を測定するんでしょう。理由は、高齢者が転倒した場合にこの部分に骨折が起こりやすいからです（図 B-5-2）。

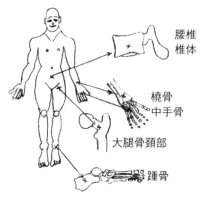
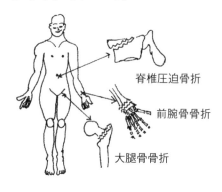

図 B-5-1　骨密度の測定部位

図 B-5-2　高齢者が転倒すると骨折が生じやすい部位

B-6 骨の濃度（骨密度、骨塩量）のデータの読み方

横のX軸が年齢で縦のY軸が骨密度を示します。横に少し黒ずんだ幅の部分（P）が、骨がもろくなった領域を示します。（図 B-6）

その下方の広い部分（Q）がさらに骨がもろくなった領域を示します。

20歳から40歳くらいまでの描かれた曲線a、b、c、d、e は横這いで、ほぼ一定です。ここを若い成人の平均値YAM（young adult mean）と呼びます。ここの平均値であるCをYAM値と呼びます。骨の濃度がこのYAM値の何％に当たるかで骨のもろさを表します。

a は＋2SD、eは－2SDを表します（図 B-6）。

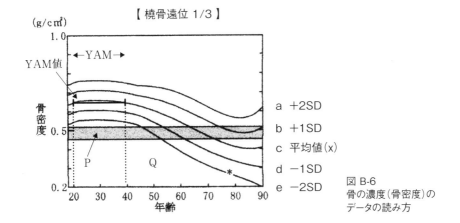

図 B-6
骨の濃度(骨密度)の
データの読み方

　SDは標準偏差といわれているものです。平均値(c)からのバラツキです。上の図は79歳の女性の骨密度です。骨密度の測定値は＊印の所で、0.347g/cm² と大変骨がもろいことを示しています。

B-7 この圧迫骨折は新しいんですか、古いんですか

　椎体に変形があり、腹側（前方）の長さ（高さ）が背側（後方）より短かい（低い）時には圧迫骨折とされます（図B-1-3）。しかし、せぼね（脊柱）は前後方向にS字型ですので（図B-1-1）その部位（レベル）によっては生まれつきや、成長期に育った椎体では腹側の方が短かいものもあります。時々これらが新しい骨折と間違われる場合があり、注意が必要です。新しく骨折した椎体の特徴はMRIで簡単に判断できます。T1WIという条件で低濃度（椎体が黒く描出される）となります。またT2*WIの脂肪抑制という条件では高濃度（椎体が白く描出される）となります（図 A-3-1,図 A-4-1,図 A-7-1,図 A-9-1など）。

　但し、細菌性脊椎炎、癌の脊椎転移等では同じ信号を示しますので注意が必要です（図 A-14,43頁）。

骨折を生じるような機会がなかったり、痛みが少ない時には要注意です。疑わしい時にはレントゲン（XP）やCTで椎体に骨折があるかどうかを確かめ鑑別します。

MRIが撮像されていない時には、椎体側面像のレントゲン写真をよく観察します。新しい骨折線が認められれば、新しい骨折です。判定困難な場合には数カ月（少なく共4カ月以上）経過した後の同じ撮影方法のレントゲン写真と比較します。新しい骨折であればたいていは数カ月経過すると前／後の椎体の高さの比が小さくなります。すなわち、椎体の形に変化が生じ、前方が低く（短く）なりやすいです。高齢者の場合は変化しやすいのですが、30～40歳代くらいまでの若い人では変化が乏しいこともあり要注意です。以上は交通事故や、労働災害の現場での圧迫骨折かどうかの判断に役立ちます。(K章,115頁参照)

▶圧迫（破裂）骨折は新しいか、古いか

次項の左の図はT1WIという条件（短い時間）で撮ったもので椎体の上、下高、即ち高さが他の椎体に比べて減少（短い）しています。また黒くなっています。右の図はT2*WIの脂肪抑制という条件で撮ったもので他の椎体に比べて、白く撮像されています。この椎体はつぶれて（圧迫されて）骨の中に出血しているのです。この椎体だけ出血しているから赤血球中の鉄（Fe）分が外に出て磁場を乱して色を変えているのです。このようにMRIでは大変敏感に新しい骨折が抽出されます。誰が見てもわかるくらいです。新しい骨折です。図 A-2-1、A3-1、A3-3、A4-1、A5-1、A7-1、A9-1、A10-1も参照して下さい。さらにこの椎体では後方部分まで壊れ、後方（背中の方）にまるくなっています。骨折が後方まで及んだということです。その後方の脊柱管にある脊髄（神経）に骨折片が及ぶこともありますので、破裂骨折という名前で呼ぶことになりました（図 B-1-4,51頁参照）。

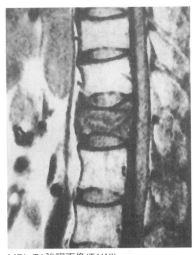
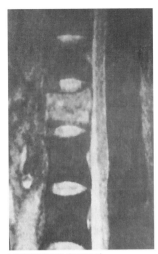

MRI　T1強調画像(T1WI)　　　T2*強調画像(T2*WI)

図 B-7　MRI　新しい椎体の骨折

B-8 圧迫骨折で死ぬことはありますか?

　圧迫骨折では直接命とりになることはありません。しかし、高齢者に多いため、骨折後5年から10年くらいでお亡くなりになる人は多いです。骨折によって背骨は曲がり（前屈、後弯し）ますが、特別な治療をしなくても、がまんすればやがては痛みが消えてゆきます。古い圧迫骨折後の椎体の変化はよく見られます（図 A-2,A-4,A-5,A-10,A-11,A-13）。

　本人は骨折があったと指摘されてびっくりします。本人によく聞くと「そういえば背中、腰が痛かった時があった。」といわれます。本人が骨折だと知らない内におさまるのです。時間がたてば、骨折部分がつぶれて短縮し、骨密度が増加して、骨がくっついて（骨癒合が進み）痛みが消えるのです。しかし、椎体の後方が折れた場合は要注意です。折れた骨が脊柱管に入り込んで脊髄を圧迫すると神経麻痺が生じます（図 A-12のJ症例3参照）。

　軽ければまだ良いのですが、圧迫が高度ですと最悪の場合には両足が麻

痺して足が動かなくなることもあります。車椅子が必要となります。30年程前にアメリカの高速道路では、この椎体の後方の骨折がおきて、足が麻痺した人が多くて問題になりました。そこで圧迫骨折の中でも、椎体の後方が折れた時には『破裂骨折』という病名をつけて要注意ということになりました。

B-9 圧迫骨折のレントゲン（X線）初期像について ―吉田徹の観察による―

（図B-9,図K-1）

　吉田徹はMRIのない時代（1986年頃）に腰痛で来院した高齢者のX線像を注意深く観察し、下図のようなわずかな画像の変化を発見して発表しました（図B-9）（文献1,2,3）。というのも苦い経験があったからです。初診時に腰痛を訴えていてレントゲンを撮ったが背骨の圧迫骨折はないと判断し、薬と湿布を処方しました。その患者さんが、次に来院した時には痛み

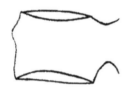

隆起型
椎体前壁の膨隆あるいは突出を呈するもの

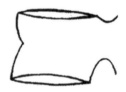

くい込み型
小児の若木骨折のような折れ込み状を呈するもの

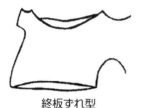

終板ずれ型
椎体の上端または下端が舟のへさき状に突出したもの

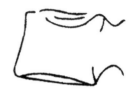

終板圧潰型
椎体終板の落ち込みを呈したもの

骨粗鬆症性椎体骨折のX線初期像 ―椎体前壁と終板の形による分類―

図 B-9 （吉田徹による文献25後出）

が強くなりレントゲンを再び撮ると骨折がわかることが何度かあったからです。今でも大学病院からMRIなしで紹介されてくる患者さんによく見られますし、他の医者も何度も経験しています。骨がもろいと、わずかな骨のひびはX線ではわからなくて、骨折と知らずに日常生活を送っていると、骨折がひどくなるからです（図A-12,36頁参照）。

　現在でも上記のX線初期像はMRIのない所（クリニック、医院、病院）では大変有用です。

B-10 「つ」の字にせぼねが曲がった人

　今でも時々お会いしますが、昔の農村では腰が「つ」の字に曲がった人を沢山見ました。当り前みたいに思われていました。腰を曲げて畑で鍬や備中を使っていることが多かったし、重い物を持つことも多かったため、せぼねが折れていたのです。少し腰が痛くてもがまんして作業をしていますとせぼねの腹側（前方）が徐々につぶれて短縮します。短縮すると骨密度が高くなり早く治ってきて2カ月くらいで痛みが少なくなるのです。1つ椎体が折れるとその隣に無理な力が加わります。すると隣の骨がまた折れるのです。こうして3つも4つも連続して折れると「つ」の字になるのです。今ではつっかい棒（コルセット）をつけて治療しますので、また腰を持続的に曲げてする作業が減少したのでしょう。「つ」の字に腰の曲がった人は大変少なくなりました（図B-10-1,）。

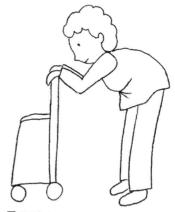

図 B-10-1
つの字に腰の曲がった人

C 折れたらどうするんですか

　せぼね（脊椎）も手足の骨折と同じように考えたら良いでしょう。手足の骨折では、骨を良い位置に直して（整復）ギプスを巻きます。背骨も同じでギプスを巻きます（C-2参照）。ギプスはいつでも巻けますので、すぐに治療に入れます。ギプスを体に巻いて、前に曲げられないよう（良い形で腰を反るようにして）にすると痛みも減ります。ギプスのまま4週間がまんをすると、骨も修復されてきます。手足の骨も同じです。

　4週間も風呂に入れないと、体を清潔にするのが難しくなりますので、次には取り外しのできる硬いコルセットに変えます。ギプスを巻くと大変不自由になり、風呂にもギプスがぬれるから入れません。巻かれた患者さんの不満が大きいので、全国の多数の整形外科医の中にもギプスを巻くのをためらう先生も多いのです。従って、最初から硬性コルセットにする先生が多いのです。硬性コルセットを作るのには、少なくとも1週間かかります。その間はギプス固定する方が痛みがへります。しかし、ギプスが最も良い外固定材料です。手足の骨折を考えたら容易に理解できます。最初から手抜きをして、コルセットにすると、コルセットをつけたり、はずしたりしますので、コルセットをつけている時間がどうしても短くなり、骨折が進行しやすくなります。従って、痛みのある期間も、治療期間も長くなります。

C-1 何の治療もしなかったらどうなるんですか

　圧迫骨折になっても、骨折の程度が少し軽いと、「腰が痛かったが骨が折れていたとは知らなかった。」と話す人もいます。MRIでは古い圧迫骨折がよく見つかります。（図 A-2・A-4・A-5・A-10・A-11・A-13）。

MRIにはその人のせぼねの歴史がよく残っています。「ほんと、折れていたの？」と驚かれます。「しばらく腰は痛かった。」と思い出されます。このように痛くても我慢していれば、背骨の骨折はたいていは固まって治ります。しかし、骨がつぶれますので腰は曲がってきます。4つも連続して圧迫骨折になると腰が「つの字」になります。(図B-10,59頁)

　昔、農村ではひどく腰の曲がった「つ」の字で歩いている人をよく見かけました。今はギプスやコルセットで背骨を支えますので、ひどく腰の曲がった人は見られなくなりました。

C-2 体幹ギプスを巻く

▶C-2-1 立って背中をのばした状態で巻く

　ギプスは立って背中を反るようにして（伸展して）巻きます（図C-2-1）。要は前に曲げにくくするのです。9割方前屈で骨折したと思われますので、体を前に曲げますと痛みが出ます。骨折をさらにひどくするのです。骨折は痛い動作を行なわないようにして生活すると、早く治ります。骨が修復されやすくなります。痛みをこらえて前に曲げる動作を何度もしていますともろい骨では、さらに圧迫骨折が進んでつぶれます。1度つぶれますと、もとにはもどりませんので要注意です（図C-2-1立位での体幹ギプスの巻き方）。しかし、破裂骨折などで痛みが強い人では、立っていられないことがあります。ギプスを巻くのには10分くらい立っていられないと巻けないのです。立っていられない人には、寝た状態（臥位）で巻きます。

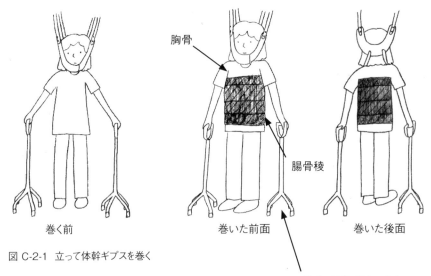

図 C-2-1 立って体幹ギプスを巻く

ギプスは胸骨に、また両骨盤の腸骨稜に当たるように巻きます。

　ギプスを巻く前には綿シャツの下着をつけます。その上にメリヤス編みの布を胴体に着けます。その上から巻き綿を巻きます。それはギプスを切る時にギプスが外れやすくなるからです。下着が汚れた時には、交換をしています。

▶C-2-2 背臥位（上向きで寝た状態）でギプスを巻く

　図 C-2-2のようにベルト（さらし布）状のものを骨折した椎体のレベルで体の下を通して、体を持ち上げます。ベルトのままギプスを巻きます。ベルトもギプスの中に巻き込みます。ギプスを巻く前には、腹部にタオルを丸めて入れます。ギプスが固まった時に、このタオルはギプスの1部を切って取り出します。こうしないとギプスを巻いて立位になった時、腹部への圧迫が大変きつくなるからです。ギプスを巻いたあとは、ベルトをギプスを巻きこんだ所で切ります。

　この方法は高齢者では立てない人に応用します。1975年（昭和50年）頃

には若者の圧迫骨折にこの方法を用いていました。つぶれて短縮した圧迫骨折をもとの大きさに矯正して相当きつく体を引き上げて、背中を可及的に反らせて巻いていました。高齢者には矯正は必要ないくらいで、また若い人のように柔軟性がなく、他の骨に影響して危険ですから引き上げは軽くするくらいにして巻きます。

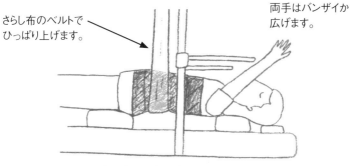

図 C-2-2　背臥位でギプスを巻く

▶C-2-3 伏臥位(腹這い)でギプスを巻く

　立っていられない程痛い人には、伏臥位で巻くことができます。胸部の上の方、鎖骨部と骨盤の下の方に少し柔らかい台を置きます。胸部から腹部にかけて隙間を開けます。術者の手が入るようにしてギプスを、この隙間を通して巻きます。この時、両ひざを適度に曲げて背骨の状態を調節します（図 C-2-3-1）。

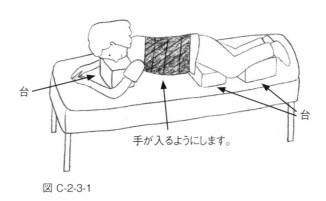

図 C-2-3-1

体幹にギプスが巻けたら腹の部分を開窓します。また背中では上を向いて寝た時に、ギプスが当たらないように正中（真ん中）で後方に背骨が突出する部分を開窓します（図 C-2-3-2）。

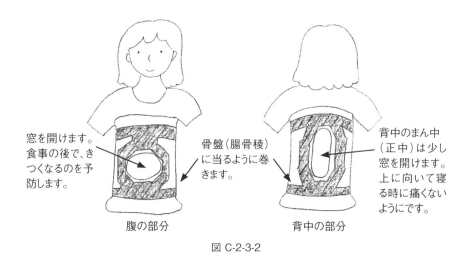

図 C-2-3-2

　特にやせた人には、仙骨部と腸骨稜のギプスが当るところには、スポンジのクッションを入れて傷ができないように工夫をしています。
　また、股関節の前上方部分にも剣道のひたたれのように縦にギプスを切ります。または、体に合わせて切ります。トイレで困らないように、座位が容易になるように、ひたたれを曲げます。また、脇の下の部分では手が届いて尿や便の後始末ができるように、これも縦切りし、ひたたれのように曲げます。体に密着して体幹に巻いたメリヤス編みの下着を腹部で十字に切って四方向にひっぱって糸で縫合します（図 C-2-3-3）。

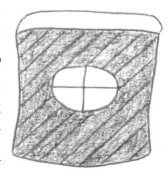

図 C-2-3-3

C-3 硬性コルセットを作ってはめる

▶C-3-1 硬性コルセット（プラスチック製）のモデルの取り方（採型）

　ギプスを巻いて２～３週間経過するとギプスを巻く時には痛くて立てなかった人も、10分以上の立位が可能になります。硬性コルセットのモデルをとる（採型する）には巻いているギプスを切ります。この切る所は右か左かの側面で１ヵ所です。理由は硬性コルセットが出来上がるのに必要な１～２週間はこの切ったギプスをもう１度使うためです。新しくギプスを巻き直すこともあります。切ったギプスの中巻は切除して、新しいメリヤス編みに変えます。硬性コルセットのモデルを採型している間に準備します。硬性コルセットのモデルはギプスを立位で巻く時と同じ様に両手を体より離して両側の物につかまります。または、両手を開いて支持台につかまります。体にサランラップを巻いて、あとで巻いたギプスが容易に切除できるようにします（図 C-3-1-1）。

　首に太いヒモを巻きつけて下にたらし、採型ギプスと共に巻き込みます（図 C-3-1-2）。

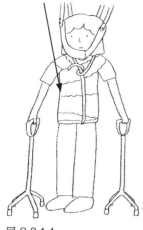

体にサランラップを巻く。

図 C-3-1-1

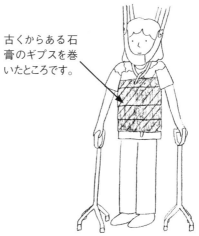

古くからある石膏のギプスを巻いたところです。

図 C-3-1-2
硬性コルセット用採型ギプス

このヒモはギプスが少し固まったらひっぱって、ナイフでギプスを切る時に使います。

　モデルをとるギプスは昔使用していた物と同じく、石膏を布にまぶした物を使用します。少し固まったらすぐにナイフで切り取ってはずします。石膏を用いるのはプラスチックより石膏の方が体によく適合するからです。

　それでは立位で準備ができたら石膏を3巻くらい使って体に巻きつけます。数分で乾燥して石膏が固まります。固まったらひもを引っぱって体を保護しながら切ります。切った石膏は患者さんの体幹の抜け殻になります（図 C-3-1-3）。装具を作る業者の方は会社（事業所）にもどって、この中に再び石膏を入れて患者さんの体幹を作ります。この体幹に熱したプラスチックの板を巻きつけてコルセットのもとを作るのです。余分な所を切ったり、ベルトをつけたりして硬性コルセットが出来上がります。完成には1週間程かかります（図 C-3-1-4）。

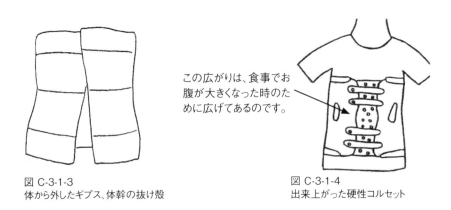

図 C-3-1-3
体から外したギプス、体幹の抜け殻

図 C-3-1-4
出来上がった硬性コルセット

この広がりは、食事でお腹が大きくなった時のために広げてあるのです。

▶C-3-2 ギプスを巻きたくない時には

　硬性コルセットをつけて、このコルセットをガムテープで固定し簡単にとれないようにするのも良いでしょう。

C-4 軟性コルセット(ダーメン*)、フレームコルセットを作ってはめる

*ダーメン。16,17世紀頃のヨーロッパの女性の美容用コルセットを参考に、日本で考え作られました。

軟性コルセット（図 C-4-1）は採寸で作られます。長さ（高さ）、胴周り、胸周り、骨盤周りを測定します。会社（事業所）に帰って測定したモデルとなる体型に合わせて、その数値を参考にして作ります。素材は主として布（メッシュ）で作りますので少々のゆるみ、不具合は吸収されます。採寸した人に合うコルセットができるのです。硬性コルセットのような陽性モデルは作りませんが、あらかじめ作られたモデル用の体型があるのです。フレームコルセットも同様です。これらのコルセットの縦線の中にはスルメといわれる少し硬い物が入っています。薄い鉄板やプラスチックが中に埋め込まれています（図 C-4-1）。

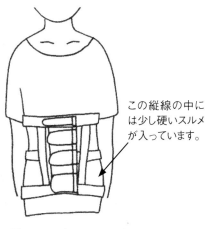

この縦線の中には少し硬いスルメが入っています。

図 C-4-1　ダーメンコルセット

C-5 市販の簡易コルセットについて

市場で販売されているコルセット（腰用ベルト）にはいろいろな種類があります。少し上下の長さ（高さ）のあるものから短いものまであります。また、素材もダーメン（軟性コルセット）に似たものからゴム製品を多用したもの、究極には生ゴムそのものまであります。

腰痛のある人、腰ヘルニアの人、仕事中の作業用として使うものとしては良いのですが、圧迫骨折の目的である腰を前に曲げにくくするという目的からは外れます（図 C-5-1 簡易コルセット）。

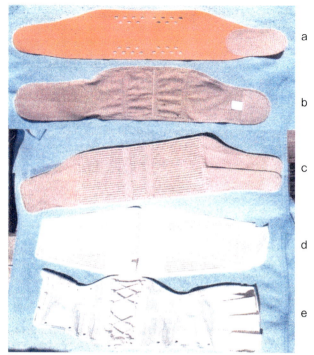

図 C-5-1
市販の簡易コルセットa,b,c,d と ダーメンコルセットe

aはアメゴムでできています。しめると体にピタリと適合します。
bはうすい女性の肌着のようなコルセットです。
cdは少し固めのコルセットです。
abcdは横にしめるようになっていて、縦の力を防ぐことはできません。
eはスルメが入っていて、縦の力も弱いですが、防いでくれます。

C-6 体にギプス（体幹ギプス）を巻いた後はどうなるの

▶C-6-1 ギプスを巻いたら動けますか？

　ギプスは体幹を固定するために巻きます。主な目的は、体を前に曲げにくくして椎体の骨折部位に更なる力が加わらないようにするためです。前に曲げられないと大変不自由ですが、痛みは軽減します。VASチャート（図 C-6-6-1～9）で痛みが2～4段階下がります。ギプスが乾いたら上を見

るようにして動作をします。坂本九さんの歌「上を向いて歩こう」を歌って歩きます（図 C-6-1-1）。立って背中を反るようにして歩けば、せぼねの後方の関節で上体の体重を支えますので、痛みはほとんどないという状態で歩けます。しかし、少し長い間立っていると、体の上体の重み（20〜30kg）が背骨の骨折部に徐々にかかってきます。このためまた痛みが出てきます。耐えられなくなるのです。この時には臥位になって寝ます。

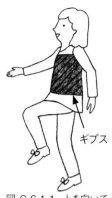

図 C-6-1-1　上を向いて行動しましょう。

▶C-6-2 どういう方法でねる（横臥位）んですか

まずそっと静かにベッド端に腰かけます（図 C-6-2-1）。なるべく上を向いてします。下を向かないようにしましょう。

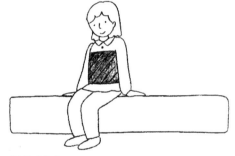

図 C-6-2-1

腰かけたお尻（骨盤）を中心にしてベッド端で上体をベッドに近づけて横になってゆきます（図 C-6-2-2）。

この時も下を向かずに上を向いて行動します。腰を曲げると痛みが出ます。反るようにして動きます。なれないと最初は難しいですが、痛みを予防するためです。

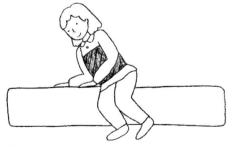

図 C-6-2-2

上体をベッドに近づけると同時にお尻を支点にして、両下肢を持ち上げてゆきます（図 C-6-2-3）。

この時も背中は反らすように行動します。

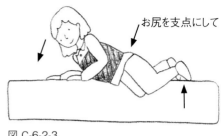

図 C-6-2-3

ベッド端上に横になります（図 C-6-2-4）。

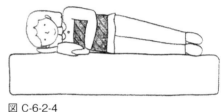

図 C-6-2-4

ベッド端で横になれたらゆっくりと寝返りをするように体を回転させて少し上向き（背臥位）になります。

この状態でしばらく休憩です（図 C-6-2-5）。

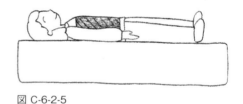

図 C-6-2-5

▶C-6-3 ベッドから起き上がる時はどうするんですか

ギプスを巻いても、初期には体の動かし始めに痛みが出ます。ゆっくり、そっと静かに動作します。まず、上向きにゆっくり、ベッドの端近くまで両足と手を使って移動します（図 C-6-3-1）。

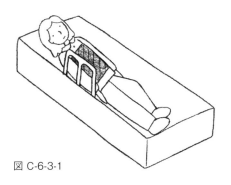

図 C-6-3-1

ベッド端から落ちないようにします。ベッド柵を使って横向きになります（図 C-6-3-2）。

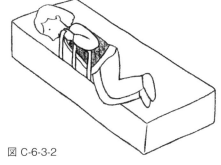

図 C-6-3-2

お尻(骨盤)を支点にして両手を使って上体を起こします。この時両足(下肢)をベッドから下げる（落とす）ようにすると上体が容易に上がります（図 C-6-3-3）。

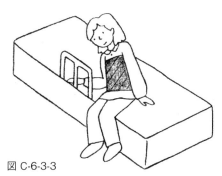

図 C-6-3-3

腰かけるような姿勢になったら、両足を床につけてベッドからゆっくり立ち上がります（図 C-6-3-4）。立ち上がる時も下を向かずに、逆に上をむくようにして立ち上がります。

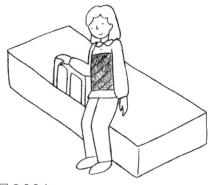

図 C-6-3-4

　立ち上がれたら病院内を歩行します。腰に痛みを感じそうになるまで歩行訓練をしてください（図 C-6-3-5）。

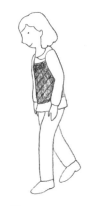

図 C-6-3-5

　下肢に力のない人は、歩行器につかまって行ないます（図 C-6-3-6）。

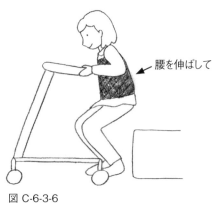

図 C-6-3-6

▶C-6-4 風呂は入れるの?

　残念ながら風呂には入れません。もし風呂に入ったとしたら、ギプスの下につけているメリヤス編みの下着が湯水につかって濡れてしまいます。風呂から上がって乾くまでが大変です。ですから、入れません。ただ、股間を洗えることやギプスから外に出ている所は洗ったり、ぬらしたタオルでふけます。風呂は入れませんが、下着が汚れた時には下着の交換をしています。

▶C-6-5 不自由は

　物（材料）はプラスチックですが、ギプスを巻いたら不自由になります。体を前に曲げようと思っても十分曲がりません。床の物が拾えません。拾うには、両膝を曲げてしゃがまないと拾えません。膝の曲がらない人は、長柄の拾う器具を用いてするか（図 C-6-5-1）、または、他の人に拾ってもらいましょう。

　圧迫骨折は体を前に曲げた時に強い痛みが出ます。前に曲げないようにするためのギプスなのです。また、臥位（ねた時）の時にも背中や骨盤がギプスに当ります。当る所は時間が長くなると痛くなりますから柔らかい物をそこの部位に敷くと良いでしょう。また、切っても治療に影響がなければ部分切除（または開窓）をし、当らないようにします。

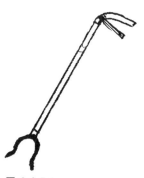

図 C-6-5-1

▶C-6-6 痛みはどうなるの

　ギプスを巻いたからといって痛みがすっきりとれてしまうわけではありません。骨が治らないと痛みはとれません。しかし、巻く前に比べると痛みはずっと楽になります。動作や行動が巻く前よりも容易になります。

1人でトイレに行けるようになります。しかし、痛みは骨折した部位から「その動きはやめて‼」という叫び声です。痛みが出ないように少なくなるように行動しないと骨折が治りにくくなります。

　痛み（腰痛）はVASチャートでの評価が一番良いでしょう。圧迫骨折、破裂骨折の痛み（腰痛）の推移をVASチャートで調べた結果をお知らせします（図 C-6-6-1〜9）。

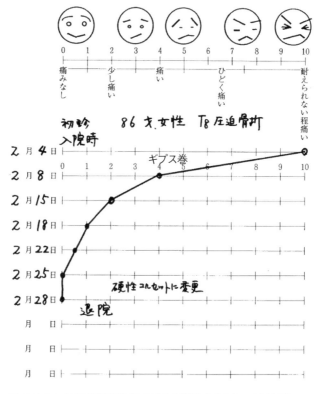

図 C-6-6-1　圧迫骨折患者さんの痛みの推移（VASチャートによる）

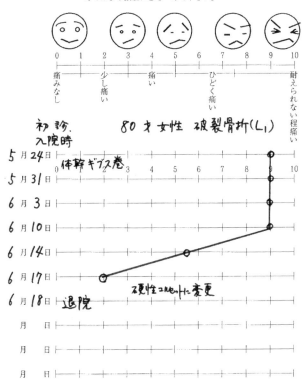

図 C-6-6-2 破裂骨折患者さんの痛みの推移（VASチャートによる）

C 折れたらどうするんですか。

どんな程度の痛みなのかの調査です（VAS）

診察時に痛みのある人は、どの程度の痛みか数値で教えて下さい。
痛みの程度が他人によくわかりますので。

あてはまる数値に〇をつけて下さい。

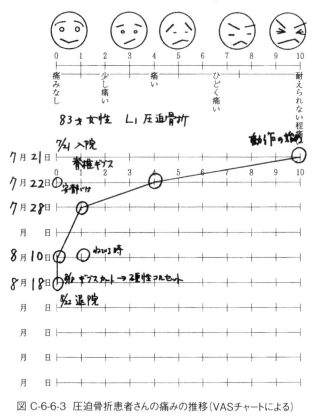

図 C-6-6-3　圧迫骨折患者さんの痛みの推移（VASチャートによる）

どんな程度の痛みなのかの調査です（VAS）

診察時に痛みのある人は、どの程度の痛みか数値で教えて下さい。
痛みの程度が他人によくわかりますので。

あてはまる数値に○をつけて下さい。

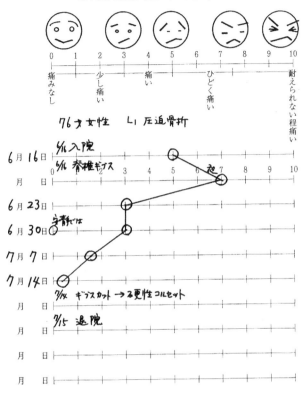

図 C-6-6-4　圧迫骨折患者さんの痛みの推移（VASチャートによる）

C 折れたらどうするんですか。

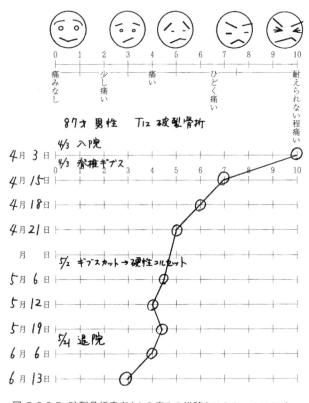

図 C-6-6-5 破裂骨折患者さんの痛みの推移（VASチャートによる）

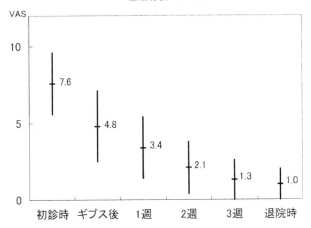

図 C-6-6-6 圧迫骨折患者さん103例の痛みの推移（VASチャートによる）

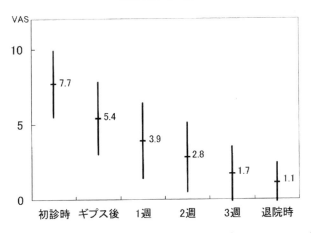

図 C-6-6-7 破裂骨折患者さん60例の痛みの推移（VASチャートによる）

C 折れたらどうするんですか。

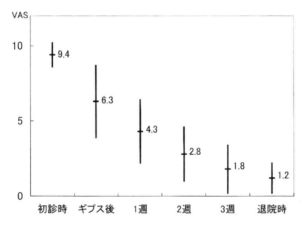

図 C-6-6-8 疼痛の高度な圧迫骨折患者さんの痛みの推移(VASチャートによる)

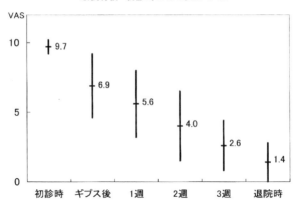

図 C-6-6-9 疼痛の高度な破裂骨折患者さんの痛みの推移(VASチャートによる)

▶C-6-7 ギプスは何週間巻くのですか

　手の骨折で4週間、足の骨折では6週間くらいギプスを巻かないと、骨がくっついて丈夫になりません。せぼね（脊椎）では通常は4週間としています。骨折の程度にもよります。ギプスを巻いていても痛みが強い時は、骨折がまだ治っていないということです。VASチャートで少なくとも4以下にならないとギプスはそのままつけておいた方が良いでしょう。軽い骨折であれば3週間くらい、複雑に折れた破裂骨折では6週間くらい必要です。4ヶ月ギプスを巻いておけば、どんな骨折でも治りますが、体幹の清潔が保てませんので、また、体が固くなってしまうので、とりあえず4週間としています。ギプスをはずした時に痛みが強ければ、もう2週間追加するのが良いでしょう。ギプスを巻く期間は痛みの程度によって決まります。VASチャート（図C-6-6）で2〜4／10にならないと骨がつきにくく（骨癒合）なり、コルセットの期間が長くなります。

　痛みを早期にとるためにはギプスを巻くのが一番良いのですが、巻いたことで精神的苦痛や皮膚に傷（褥瘡）ができたり、歩けなくなったり、認知症が進んだりといろいろなことも発生します。J,104頁の患者さん、看護師さん、理学療法士の人の感想や、意見も参考にして下さい。

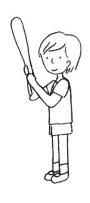

▶C-6-8 著者が毎日新聞に出した記事「圧迫骨折」

1997年（平成9年）12月3日（水曜日）　毎日新聞

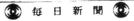

おはよう愛知　16

ホームドクター　さわやか体調　＜170＞

ギプスを巻くのが最善

圧迫骨折

整形外科医　見松健太郎

整形外科の外来に訪れる人の3人に1人は腰が痛いと訴えます。最近目立つのは高齢者です。よく話を聞くと、よろけてしりもちをついたということです。レントゲンをとると腰椎が後方へ曲がっていて、長く腰を使ってきた歴史が感じられます。

一つくらい腰の骨が折れていることが多くあります。そこをたたいても余り痛まず、もう少し下のおしりに近い方が痛いと言います。背骨の骨折の疑いです。すぐに磁気共鳴画像（MRI）をとればよいのですが、とれない場合は予約をしてもらいます。家で一人暮らしをしている人はベッドが空き次第、入院していただきます。MRIをとると、短時間の画像では腰椎下部の椎体の色が黒く、長時間の画像では白くなっています。まさに骨折です。これで科学的に診断がなされたことになります。

次は治療です。手や足と同じようにギプスを巻いて動きを止めると治りはよくなります。腰を前に曲げて骨折したのですから、椎体の前の方が破壊されています。腰を反らせて、すなわち後方へ曲げてギプスを巻きます。骨折はもとに戻りますし、背骨の後方要素で体を支えることになり、痛みもなくなります。しかしギプスを巻くので前に曲げられなくなります。胸にギプスが当たり、痛くなります。トイレで局所がふけない、ふろに入れない、夏は大変暑い、と不満も多くなります。「骨折は、〝お骨折り〟にならないと治りませんよ」と言って我慢してもらいます。

1カ月ギプスをつけていればよく治って痛みは軽くなります。しかし、1カ月我慢ができなくてコルセットに替えたり、腰が曲がり過ぎているためにコルセットがつけられないことも多々あります。この場合は痛みが消えるまでの時間が長くなります。

（協力・愛知県医師会）

図 C-6-8

D 手術をするんですか

どういう場合に手術が必要かという問いには、医者によっていろいろな考え方があって答えはいろいろです。まず破裂骨折で（図 B-1-4,51頁）このままギプスやコルセット等の外固定で治療していると神経麻痺が起きそうだ。または、既に麻痺になっている時には誰れもが手術が必要であると考えるでしょう。手術のできる病院に勤務していて、手術のできる医師に受診されると、積極的に手術が良いということになりがちです。手術のできない医師に受診すると少し消極的になり、神経麻痺が出現したら手術適応と考えて手術のできる病院に紹介されることになります。

D-1 骨折部にセメントを入れるんですか

腹這いになって背中を反ると骨折でつぶれた椎体の前方がのびてもとに近い形になりやすくなります。椎体の中がゆるんで空洞ができることもあります。初期にはここへ椎弓根を通して後方から骨のもと（リン酸カルシューム）になる物質や骨のセメント（人工物、人工関節を骨とくっつけるためによく使われる）を入れて椎体をふくらませて圧迫骨折の治療としていました（図 D-1-1-a）（図 D-1-1-b）。

なかなか思うように骨の素や、セメントが入らないので、今では後方から刺し入れた太い注射針の中へ小さい風船（バルーン）を入れて、椎体の中でふくらませ、折れた椎体の中でスペースを作ってからセメントを注入する方法が、行われています（BKP. Balloon Kyphoplasty）（図 A-8,29頁）。

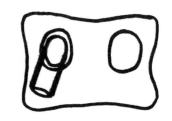

図 D-1-1-a 椎弓根からのドリルの挿入

折れた椎体の後方（背中の方）からレントゲン線で透視してみると、この図のように見えます。丸い円は椎弓根で椎弓の根本の部分です。この丸い部分にドリルで穴を開けます。

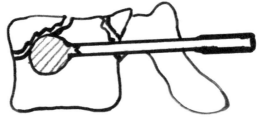

図 D-1-1-b　バルーン椎体形成術（BKP）

　aで開けた穴から太い針を刺して、折れた椎体の中央から少し先まで刺し込みます。図のように太い針の中に風船を入れて圧を加えて可及的に椎体の中をふくらませて、骨折して縮んだ骨を修復します。十分風船がふくらんだら、次に風船をしぼませて抜きます。針の中へ骨セメントをいっぱい入れて針を抜いて固まるのを待ちます。

　骨がバラバラに折れていては注入したセメントが椎体の外へ流れ出します。流れ出ては大変なので、中程度の骨折で骨の固い所（皮質）が十分に残っている椎体に行なわれます。この大変というのは流れ出たセメントやリン酸カルシウムが血流に流れ込み、静脈を通って全身に行きます。心房細動の時の血栓と同じように飛んで行って、脳梗塞、心筋梗塞、肺梗塞、腎、肝、骨などの梗塞になる時があるからです。

　骨セメントは溶かし具合にコツが要ります。あまり固いと椎体の中に入っても十分広がりません。また、うすめ過ぎて柔らかいと、椎体の外にもれやすくなります。椎体の後方の骨が折れている破裂骨折では神経の入っている脊柱管にもれやすくなります。脊柱管にもれると脊髄（神経）を傷つけます。また、骨の外に出て静脈に流れ込みますと全身に流れていって脳梗塞、肺梗塞、心筋梗塞、肝、腎、骨梗塞となる可能性があります。それでセメントの濃度は、椎体の中では広がるが、外へはもれてゆか

ない程度のものがベスト（最も良いもの）です。また、骨折の程度も考えて行なう必要があります。この手術をした後は痛みが軽減しますが硬性コルセットが必要です。骨が修復されるまでです。

D-2 金属でせぼねを固定するんですか

　高齢者で骨が大変もろい人では入れた金属ビスが抜けてくることがあり、骨がもろい人には金属を入れない方が良いのですが、必要な場合もあります。破裂骨折（図B1-4,51頁）の人では硬性コルセットでは骨折がさらにひどくなることがありますので、積極的に手術をして金属を入れる先生もいます。金属を入れて背骨を固定すれば、痛みは大変軽減します（図A-9,31頁）。しかし、骨が修復されたわけではありませんので、骨が修復される4カ月位までは硬性コルセットが必要です（図C-3,65頁）。

D-3 手術後に気をつけることは?

　痛みが大変少なくなるのでコルセットをつけなくなる、さぼる人がいます。しかし、骨折が修復されてくっついたわけではないので、中では少し動いてビスが折れたり、ビスが骨から抜けたり(back outという)することがあります。硬性コルセットは特に術後初期はしっかりつける必要があります（図D-6-1）。

D-4 風呂は入れるのですか

　手術の傷が治ったら風呂に入れます。手術後10日以後になります。風呂に入るとお湯で皮膚がふやけて縫った傷口が開くこともありますので、最初にお風呂に入ったあとは皮膚をよく観察して下さい。異状があれば医師にみせて下さい。

D-5 手術をしたのにまだコルセットが要るんですか

　手術後硬性コルセットはいつまでつけるのですか。
　D-3で述べたように入れた金属がこわれたり、抜けて来たりすることがあります。硬性コルセットは手術後4カ月くらいまではつけて下さい。

D-6 金属がこわれたり、抜けたりしますか

　D-5で述べたように金属の棒が折れたり、ビスが抜けたりします。金属も改良を重ねてきて、こわれなくなってきました。しかし、金属がこわれると、再手術が必要となりますので大変です（図 D-6-1）。

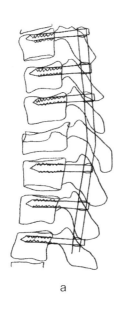
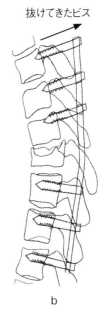

a破裂骨折に脊椎インストルメントを使って脊柱を再建しました。骨が大変もろかったことと痛みがとれて気がゆるんで硬性コルセットをつけずに動いていたら、bのように上の方のビスがゆるんで後方(背側)に脱出しました。一番上は皮膚に当って痛く、再手術となりました。

抜けてきたビス

a　　　　　　　　　　b

図 D-6-1

D-7 運動はできますか

　少し長く歩くことは、手術した所の出血がおさまる手術後２，３日してから始めて下さい。人間は動物、動く物ですから動かないと全身の状態が悪くなります。歩かないと体力が衰えます。走ることは２カ月もしたら、ゆっくりなら可能でしょう。転倒しないようにして下さい。骨を丈夫にしたり、骨癒合を促すのには重力に逆らう縦の運動が必要です。腰の運動は手術後４カ月を過ぎた頃から硬性コルセットをつけたままで行ないます。ゆっくりの柔軟体操から始めて下さい。自信がついたら硬性コルセットをつけたまま、少し強化した運動をして下さい。背骨を大きく曲げたり伸ばしたりする運動はさけるか、非常にゆっくり行なって下さい。特に骨がもろい人は無理をしないで下さい。５カ月も過ぎたら骨の丈夫な人はコルセットをはずして運動もできます。最初はゆっくりと軽くして下さい。慣れてきたら、骨折する前の状態にもどして下さい。

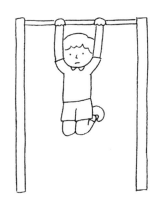

E 圧迫骨折後のリハビリテーション

　リハビリテーションというのはre-habit、「re」というのは再びということ、「habit」というのは習慣、日常ということ、即ち圧迫骨折になる前の状態に再び体の機能をもどすということです。即ち何とか歩けていたという人は、何とか歩けるような状態になるまで頑張るということです。リハビリの進む方向はE-1のベッドからの起き上り、E-2 ベッドから立位まで、E-3 立位から歩行へ、E-4 歩行はつかまり歩行から独立歩行へ、E-5 独立歩行は１km位ないしは30分以上の歩行まででしょう。このリハビリの進行には、他の病気で寝ているのが主生活であった人と同じプログラムになります。但し、圧迫骨折の人は体幹にギプスを巻いていたり、コルセットをつけていて、骨折前よりも、体を動かしにくいということがあります。

E-1 ベッドからの起き上り（図 C-6-3, 70頁参照）

　ベッドからの起き上りでは、まず、上向き（仰臥位）から寝返りをゆっくりして横向きになります。横向きになる時に急に力を入れると痛みが出ます。痛みが出ないようにゆっくりと行ないます（図 C-6-3-1〜C-6-3-3）。

E-2 ベッドから立位まで

　ベッドから立位までですが、横になったらお尻をベッドの端まで移動させます。慣れなくて痛みが強いとこの動作が困難になります。お尻がベッドの端まで運べたら、このお尻を支点にして、手で上体をゆっくり持ち上げてゆきます。この持ち上げる前に、足をベッドからたらして、上体を持ち上げやすくします。（図 C-6-3-1〜C-6-3-6）。

E-3 ベッドから歩行へ

ベッド端に腰掛けられるようになったら、次は歩行器につかまって立ち上がります。力を入れると痛みが出ますので、これもゆっくり行ないます（図E-3）。

足に力がないとなかなか立ち上がれません。立ち上がれてもすぐにベッドにもどりたくなります。

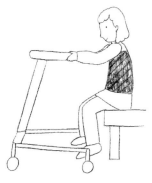

図 E-3 ベッドからの立ち上がり

E-4 歩行訓練、歩行器歩行

歩行器につかまって立ち上がれたら、そこに体重を右へ、左へと軽く移動します。この体重移動をしばらく続けます。この体重移動が十分できるようになったら、歩行器を前に押してつかまり歩行をします（図E-4-1）。つかまり歩行ができるようになったら、続けて20分くらい歩行できるようにします（図E-4-2）。余裕ができたら両手をのばして歩行器歩行をします（図E-4-2）。歩行器歩行ができない人は平行棒内歩行で訓練します（図E-4-3）。

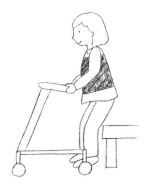

図 E-4-1 つかまり立ち・足左、右への体重移動

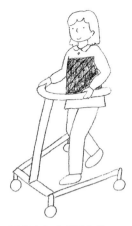

図 E-4-2 歩行器歩行

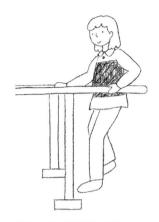

図 E-4-3 平行棒内歩行

E-5 しゃがみ立ち(スクワット)訓練

歩行器歩行が容易にできるようになったら、この歩行器につかまって軽くしゃがみ立ちをします（図 E-5）。1日3回1回当り20回で60回くらいしゃがみ立ちができるようになった頃には両足の筋力がついた頃でしょう。杖歩行に進めます。

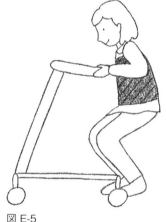

図 E-5

E-6 杖歩行

杖歩行ができるようになったら（図E-6）、どんどん病室を歩いて下さい。余裕が出来たら看護師さんや理学療法士（PT）さんに許可をもらって病院の外を歩きましょう。

自信ができたら退院となります。

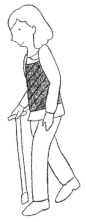

図 E-6

E-7 独立歩行

独歩できるようになって家や施設にもどったらどんどん歩いて下さい。

E-8 どのくらい歩ければ良いんですか

友人と共に旅行にでも行けるようになったら最高です。

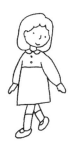

F 圧迫骨折はいつ治るんですか

F-1 治ってゆくという評価は何でするのですか

　　骨折の評価は昔からレントゲン（X線）でするものと考えられてきました。しかし、レントゲン写真は現在では骨折の初期には鈍感な評価法と考えています。一番敏感で本人がすぐに評価できるのが痛みです。動作を始めた時に、キャーッとする痛みそれが骨折の評価に良いのです。その証拠に骨折が治ってくると痛みは軽減します。骨が修復されると痛みがなくなります。キャーッとくる痛みはその動作をするな。すると骨が修復されにくくなるぞという身体（からだ）からの知らせ（信号）なのです。痛いと知らず知らずの内にその動作をゆっくりして痛みが出ないようにするか、さけます。それで骨はしぜんと修復されてゆくのです。うまく動物はできています。神が上手に作られました。

　痛み（アナログ）の評価にはVAS（Visual Analogue Scale）チャート（アナログをデジタルに変換する）が良いと思います。（図 C-6-6-1～9, 74～80頁）。これを利用すると、本人だけでなく治療する側（他人）にもどんな状態かがよくわかります。

F-2 どういう状態だと治ったといえるんですか

　　まず、動作の始めにあった痛みが出なくなることです。次にはMRIで骨折のない他の椎体とほぼ同じような画像上での濃度（信号強度）になった時です。さらにはレントゲン写真やCTで骨折線が見られないようになった時です。圧迫（破裂）骨折の評価で一番敏感なのは痛みです。次にはMRIがよくわかります。昔からのレントゲン写真や、CTはかなり鈍感なのです。

F-3 治るまでに何カ月くらいかかりますか

　骨折をした時の初期状態の程度にもよりますが、骨が治りやすいように、4週間ギプスを巻いて、その後の硬性コルセットもすぐにはずさないようにしっかりつけた場合には、約4カ月で骨は修復されます。状態の悪い時でも、6カ月たてば治ります。ギプスを巻かずに最初からコルセットで治療しますと、自分でコルセットはすぐにはずせますので、着けている時間がどうしても短くなり、6カ月から約1年くらいで治ります。初期の骨折の程度が軽い人は早く治りますが、複雑に骨折した人は長くかかります。また、ギプスを巻くと大変不自由ですが、とりはずすわけにはゆきませんので、つらいです。このつらさを味わった人は硬性コルセットに耐えて長い時間、体につけてくれます。ギプスのときよりも楽だからといわれます。早く治る可能性が高くなります。

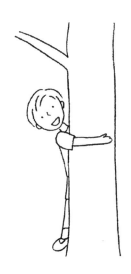

G 圧迫骨折にならないためには

圧迫骨折になる要因は主として2つです。
①には骨がもろくなる。②には転倒する、尻餅をつくです。ですからこの2つの原因をとり除くように努力することです。まず

G-1 骨を丈夫にする

Ⓐ骨がもろくならないようにするにはB-4でも述べましたが、骨の材料を食べることです。手っ取り早く容易なのは小魚を食べることです。例えば、じゃこ、めざし、つくだ煮等です。中魚では可能なら背骨まで食べることです。高圧釜で煮るとか、さんまの骨なら、2回レンジをかけて残った背骨だけを焼く等です。焼いた骨はポリポリとお菓子のようです。

Ⓑとり入れた骨の材料を利用して自分の骨にするには、よく日光に当ることです。1日40分は必要といわれています。簡単には太陽光を浴びて歩くことです。皮下でビタミンDができて骨を造るのに使われます。

G-2 よく運動する

Ⓐ次には地球の重力に逆らって運動することです（G-2-1）。簡単にはよく歩くことです。1日60分

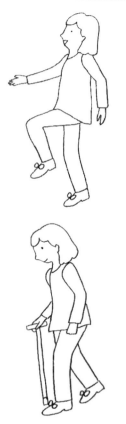

図 G-2-1　よく運動しましょう。

くらいは歩きましょう。

　歩くのに疲れたら少し走ってみましょう。そうしたら次の歩きがまた快適になります。走ったり、歩いたりです。また、歩く時には両手を大きく振って足を持ち上げて歩くと良いでしょう。北朝鮮の兵士がキビキビと広場を行進する姿を思い浮かべて歩きましょう。小さな物につまづいて倒れることもへると思います。

　Ⓑ可能ならジャンプをしましょう（図 G-2-2）。
　1日3度、1回当り20回跳んでみましょう。縄飛びのようにです。縄は持たなくてもできます。

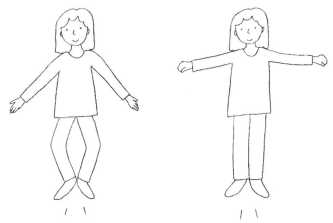

図 G-2-2　跳んでみましょう。

　しゃがんで立つこと（スクワット squat）（図 G-2-3）も有効です。これも1日3度1回当り10回くらいがよいでしょう。ランニングはもっと有効です（図 G-2-4）。

　骨には衝撃波が必要です。ジャンプすると骨に力が加わり骨の中の骨を作る骨芽細胞から「オステオポンチン」という信号が出て、免疫力を上昇させて体を丈夫にせよという命令が全身に出るということです。骨を作るこの骨芽細胞の数も上昇します。全身を若く保つように働きます。

ＮＨＫの2018年11月24日の番組「人体」でもわかりやすく説明していました。

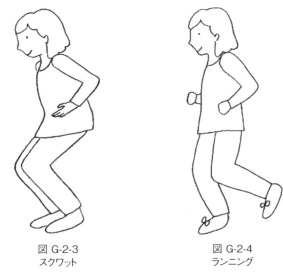

図 G-2-3
スクワット

図 G-2-4
ランニング

G-3 薬も使いましょう

　前述したG-1、G-2の内容が基本です。自分でできることです。病院ではリハビリに加えて骨を丈夫にする薬で応援します。のみ薬ではビタミンD剤、カルシウム剤、SERM（選択的エストロゲン受容体モジュレーター）等があります。それぞれ薬には特長があります。注射薬では骨形成促進薬（PTH）、副甲状腺ホルモン薬、カルシトニン薬等があります。表（G-3-1）にしておきましたので参考にして下さい。しかし、薬を使ったからといってどんどん骨塩量（骨密度）が増加するものでもありません。骨も年齢と共にもろくなるのです。これを予防する効果です。長期にわたって同じ薬を大量に使うことは、副作用が心配ですのでさけましょう。

骨粗鬆症治療薬 (2018年)

商品名	会社名	学名	効果、作用など
アスパラCa リン酸水素Ca	田辺製薬等 日興、吉田製薬	L-アスパラギン酸Ca リン酸水素Ca	カルシュウム(Ca)薬
ワンアルファー アルファロール	帝人 中外製薬	アルファカルシドール	活性型ビタミンD3薬
ロカルトロール	中外、杏林他	カルシトリオール	(腸管からCaの吸収を上昇させる。)
エディロール (0.5,0.75mg)	中外他	エルデカルシトール	
グラケー(15mg)	エーザイ	メナテトレノン	ビタミンK2薬　骨形成促進、骨吸収抑制
エビスタ	日本イーライリリー	ラロキシフェン	SERN(選択的エストロゲンモデュレーター) 骨内のCaが血中に溶出するのを防ぐ
ビビアント(20mg)	ファイザーK.K	バセドキシフェン酢酸塩	1日1回内服
エルシトニン カルシトラン	旭化成 あすか武田	エルカトニン サケカルシトニン	カルシトニン薬 疼痛の改善あり 合成カルシトニン
ダイドロネル	大日本住友	エチドロン酸Na	ビスホスホネート薬
フォサマック(35mg)	MSDKK	アレンドロン酸Na水和物	(破骨細胞を抑制する。骨は固くもろくなる。)
ボナロン	帝人ファーマ		
アクトネル ベネット(75mg)	エーザイ 武田薬品	リセドロン酸Na水和物	1週間に1回内服 3年以上服用は危険、
リカルボン(50mg) ボノテオ(50mg)	小野薬品 アステラス製薬	ミノドロン酸水和物	50mgを4週に1回内服
ボンビバ静注(1mg)	大正富山医薬品KK 中外製薬	イバンドロン酸Na水和物	1ヶ月に1回静注
フォルテオ(600μg) テリボン(56.5μg) ランマーク(120mg) プラリア(60mg)	日本イーライリリー 旭化成ファーマ 第一三共 第一三共	テリパラチド酢酸塩 テリパラチド デノスマブ デノスマブ	骨形成促進薬(PTH).破骨細胞の遺伝子組換え抑制ヒト型抗RANKLモノクロナール抗体製剤 1日1回皮下注射(20μg)2年まで 週に1回皮下注射 皮下注射6カ月に1回
ホーリン エストリール	あすか武田 持田	エストリオール	女性ホルモン薬
プレマリン エストラーナ プロギノンデポ	ファイザーK.K 久光 富士製薬他	結合型エストロゲン エストラジオール	
リクラスト	旭化成ファーマ	ゾレドロン酸水和物	1年1回点滴静注(5mg)

表 G-3-1

H 認知症にならないためには（予防法）

　ここで認知症をとりあげたのは、高齢者の圧迫骨折の人の中には20〜30％に認知症の人が含まれるからです。
　年をとると髪の毛が黒から白に変化するように体のなかのものも変化、変性します。若い時と違って劣えてくるわけです。神経も髪の毛のように劣えてきます。高齢者に多いシビレ、ビリビリする等の過敏な状態や異常もわかりやすく言えば、神経線維と神経線維の間にある絶縁物質（リポプロテイン）がボロボロになって、神経から隣の神経へ信号がもれる（leakする）からだと思われます。昔の電線を思い出して下さい。銅線がゴムで覆われていて（coatingされ）それを多数束ねてまとめていたものが布か編んだ糸でした。電線が古くなってくると手で触れるとビリビリと電気がもれてきました。あたかもビリビリとシビレるようでした。
　認知症は頭の中の脳の多数の神経細胞や、それをつなぐ神経細胞にこの電線のような変性、変化が生じるからと考えるとわかりやすいと思います。もちろん神経細胞自体にも大きな変化がおきています。高齢者の皮膚を見て下さい。皮膚の細胞にいろいろな物質が流れて行かずに居残って老人斑を作っています。隣に20歳の人を並べますと20歳の人の皮膚は大変きれいで、混ざりものはありません。びっくりする程の違いです。電線を若返らせることは不可能です。皮膚を若返らせることも、女性が毎日お化粧をして努力しても白い肌にならないようになかなか難しいことです。しかし、今後自分のiPS細胞から作った皮膚を上に貼ると古い皮膚が退化、消失していって新しい自分の皮膚に変わるということができるようになるかもしれません。なると良いですね。脳や、神経はどうでしょう。どんどん外から刺激をしてやると少しは活性化して、神経線維が木の枝のように伸びて行って、他の神経とつながりを持ったりします。若いひとのようには伸び

なくても可能性はあります。

この神経の活性化を促す方法は次のようなものです。

㋑体をよく動かしましょう

　人間は動物です。動物というのは動く物です。動かなくなったら体を維持できません。生きているだけの物、生物になってしまいます。年をとると「横になってねている方が楽で良い」ということになりかねませんが、動かないといけません。動けば運動神経からの刺激が脳や、感覚神経や、自律神経へも届きます。全身に刺激が届き体が活性化されます。これが人間生活上の全ての基本です。同じことをくり返しますが、もう１度いいます。人間は動物です。動物とは動く物です。動くということは筋肉を使うということです。年をとると動きが少なくなります。動くように努力する、自分でしむけることが大切となります。最近の研究からは、筋肉もいろいろな信号を体中に送っているということです。この信号（メッセージ物質）にオスタチンと名づけられた物質はガンの増殖をおさえる、うつの症状をおさえるという作用があるということです。カテプシンBは海馬の神経に関与し、記憶に関与します。IL-6と名づけられた物質は免疫細胞に伝わり、免疫細胞の戦闘モードをおさめます。筋肉を動かすとメタボを抑制する物質を出すので、命を守る役割をするといいます。これらの内容は2018年11月のＮＨＫの番組「免疫」から得た知識です。やはり動物は動かないといかんということになります。科学的な裏付けがどんどん得られてきています。少し本の趣旨から離れますが、元気な時には腰のストレッチとして、後屈（反る）をしましょう（図 H-㋑-1）。体を前に曲げることは多いの

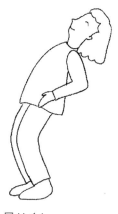

図 H-㋑-1

ですが、後屈をするというのはその気になってしないとできません。体幹の柔軟性を保ちましょう。肩は50肩といわれますように固まりやすい関節です。

寝てバンザイをしましょう。また、寝て外旋運動をしましょう（図H-イ-2）。動けばこの本のテーマである圧迫骨折の予防にもつながります。

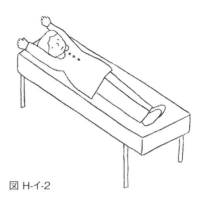

図H-イ-2

㋺次には楽しいことを考えましょう

自分の好きな趣味を生かしましょう。日常生活に何も目標がなくなった時には、身も心も脳も衰えます。日常が衰えます。活性がなくなります。何か目標を作りましょう。何もないという人には昔のことを思い出して、いろいろ書いてみましょう。昔のことはけっこういろいろ思い出すものです。どんどん書けるといいですね。脳が活性化されます。できなかった夢を作り上げて、できた様に書けば小説にもなります。意欲が広がってきます。初恋の人と結ばれて3人も子供ができたという妄想でもおもしろくなります。

㋩友達とおしゃべりをしましょう

女の人にはこんなことをいわなくても、すぐにおしゃべりに入ります。どうしてそんなにしゃべるんだろうと男性には大変ふしぎに思うことがおこります。女性の仲良しグループと同じバスに乗ったりしますと、旅行中おしゃべりが続きます。男性にはまねができません。それで女性はいつまでも若々しく長生きできるのかも知れません。おしゃべりは脳を使います。認知症予防効果があるのでしょう。

㊁旅行を計画しましょう

　家の中に閉じこもらずに心を外に向けて、新しいことに挑戦しましょう。自分で細かい計画を立てなくても、今は旅行会社のツアーに乗っていけば案外安く楽しく行って来られます。今までの人生で行ったことのないところに行きましょう。行ったことのない所へどうやって行くのか。どんな所か、何があるのか、を考えて調べましょう。何も調べなくても連れて行ってもらえますが、知識欲をかり立てて調べることが大切です。今の世は、インターネットや本を使えばいろんなことを調べられます。旅行に行く前に仲間と調べたことについて話をすれば、脳の活性化につながりますし、旅行も楽しくなります。

㊄頭を使うように努力しましょう

　マスコミでいわれているように計算問題でもクイズでも良いのですが、今まで上で述べてきたように、動いたり、楽しいことを考えたり、旅行を考えたりして頭を使いましょう。ボーッと漫然にやるのではなく、何か新しいことをしてやろうと工夫をすると脳を使うことになります。「やってみよう」という心です。

　高齢者施設に入所して、10年程度暮らした人がいました。その中でいろいろな活動があり、認知症予防がはかられました。俳句クラブに入っていました。そこでできた作品を御披露しましょう（図H-ホ）。

真夜に覚め　時刻とまどう　雪明り

大晦日　八十路の坂を　登りつめ

山茶花の　せめき合ひつ、咲き競ひ

正月や　卒寿を目指す　第一歩

啓蟄や　森も大地も　色めきぬ

水仙を　活けて暫しを　正座せり

花筏　棹さす主の　無きまゝに

春爛漫　犬あくびして　蹲まる

瑞々し　百花に勝る　若緑

若草の　香りにむせる　雨上がり

天高し　庭に出て見る　車椅子

二の腕の　白さの目立つ　衣替へ

紫陽花の　凛々しきまでの　白さか奈

風すきて　肌の汗引く　木影かな

野あそひの　喉の乾きや　青みかん

汗ばみて　石に身を置く　散歩道

夕暮れの　夏蝶ひとつ　魂のごと

落葉焚き　埋もるる芋の　匂ひ立ち

遠足や　笑顔一杯　手をつなぎ

父の日や　夫追憶の　中に在り

電線に　目玉むく凧　風笑ふ

公園の　落ち葉かきかや　風小僧

裸木の　枝振りきそふ　並木路

陽炎ひて　家並も木々も　ゆれにけり

軒下に　茄子の花咲く　裏通り

正月や　振袖の娘の　膝くずれ

図 H-ホ 高齢者 藤井そうの作品

I 圧迫骨折を歴史的にながめると

　約50年前には高齢者が少なかったので、圧迫骨折はありましたが若い人に多かったという印象です。交通事故や転落事故、高所からの飛び降り事故が主でした。それゆえ、つぶれた椎体をなるべく元の高さにもどしてあげたいと願って治療していました。もどすためには背臥位のつり上げ方式（図 C-2-2,63頁）でギプスを巻いていました。巻いたあとは今と同じく1カ月間のギプス固定です。事故後すぐに病院に運ばれてくるので、体をつり上げて巻くとかなりもとの椎体の高さにもどりました。割にタイトな、きついギプスでしたが耐えてもらっていました。20年くらい前から高齢者が増加し、腰の曲がった人も増えて、背臥位のつり上げ方式が困難になってきました。年令も高いので無理してもとの高さに戻さなくても良いと考えるようになりました。（図 C-2-1,62頁）

　また、骨折の位置も50年前には胸腰椎移行部の第10、11、12胸椎から第1、2腰椎が多かったのですが、最近では前に腰の曲がった人が多くなったからでしょう。腰椎の下の方、第3、4、5腰椎まで骨折が広がってきました。骨のもろい人が増えたのでしょう。胸椎の上の方、第7、8、9胸椎までも広がっています。

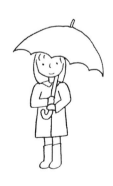

J 圧迫骨折、破裂骨折した患者さんの経過

J-1 症例1／91歳女性

6月19日　自転車に乗っていて転倒し受傷した。
　　20日　腰痛があり近医を受診した。レントゲン（XP）を撮ってもらうも、骨折はなしとのことであった。
　　29日　痛みが続き、強く（高度に）なったので、再度受診した。
　　　　　2回目のレントゲン（XP）の結果第3腰椎（L3）に圧迫骨折があるといわれ入院となった。リハビリテーションが必要といわれた（図 A-7-1・2, 26・27頁）。
　　30日　紹介されてT病院に受診した。初診時の腰痛は当日朝の起床時VAS 5/10であった。骨折は第8胸椎（T8）にもあったので当日体幹にギプスを巻いた（図 C-2-1, 62頁）。
7月1日　リハビリ開始
7月14日　ギプスを1時的に切除し、硬性コルセットを採型した。また、ギプスの巻き直しをした。腰部痛はVAS 3-4/10になっていた。
7月28日　体幹ギプス切除、硬性コルセットに変更した。腰部痛はVAS 3-4/10であった。
8月10日　独歩にて退院した。退院時の疼痛はVAS 2-3/10であった。

10ヶ月後のMRIとXPでは骨折は治っていた。
骨塩量は、$0.396 g/cm^2$ であった。

J-2 症例2／62歳女性

1月9日　激しい咳をして力が入った時、腰に激痛が走った。用事があり母親の居る九州へ行った。腰痛がとれないため、現地で腰のXP・MRIを撮影してもらった。第1腰椎（L1）の圧迫骨折といわれた。

1月25日　愛知県に帰ってきて住所地のA病院を受診した。入院といわれて入院していた。軟性の腰用装具（ダーメンコルセット 図C-4-1,67頁）を処方されて装用した。

3月8日　リハビリが必要といわれてT病院に紹介され受診した。痛みはVAS 1-4位/10に低下していたが、MRI・XPにて（図A10-1・2,32・33頁）第1腰椎（L1）の破裂骨折と診断された。入院しギプスを巻いた方が良いといわれて入院した。

3月10日　体幹ギプス（図 C-2-1,61頁）を巻いた。

3月11日　リハビリを開始した。痛みは減少しリハビリも完了した。

3月29日　ギプスを一時切除し、硬性コルセットの採型をした。

4月7日　硬性コルセットに変更となった。

4月19日　硬性コルセット（図 C-3-1-4,66頁）にて退院した。退院時の腰痛はVAS 3/10であった。

5月11日　毎日歩いている。VASは3/10位、長く座っているとVAS 4/10位になる。骨密度は0.429g/cm^{2}であった。

12月より事務職に就労した。

J-3 症例3／83歳女性

圧迫骨折が破裂骨折になり、神経麻痺が進行した症例

10月15日　転倒して尻餅をついた。近医A病院を受診した。XPを撮り第3腰椎（L3）の圧迫骨折といわれた（図A-12-1,36頁）。軟性装具を処方されて帰宅した。軟性装具（ダーメン）で、家で経過をみていた。しかし家族の心配もあり、H医大に紹介してもらった。H医大ではXP（図A-12-3）、MRI（図A-12-2,37頁）を撮り、ダーメン装具（図C-4-1,67頁）を処方された。入院はなく家で安静といわれた。

12月17日　突然立ち上がれなくなってH医大救急外来(ER)を受診した。立っていられなかったため、またベッドに空きがなく入院できないためH医大よりT病院を紹介された。

1月29日　T病院へ入院。ここでまたXP・CT（図A-12-5）MRI（図A-12-4,39頁）を撮った。L2の破裂骨折と診断された。

1月31日　体幹ギプスを巻くことになった。MRIでは破裂骨折片が後方に突出して脊柱管を半分程圧迫していた。下肢の筋力低下はこのためでもあったと判断された。神経麻痺の状態をチェックしながら、痛みの増悪がない程度にリハビリを行なっている。

2月27日　独歩が可能になった。しかし破裂骨折片による脊柱管内の狭窄は少し進んだ。

J-4 症例4／78歳女性

圧迫骨折と診断された脊椎カリエス例

KT病院で腰椎圧迫骨折と診断された。2週間たち、リハビリのため入院依頼でT病院に紹介された症例である。

2月23日T病院を初診、圧迫骨折ということで入院した。入院時のVASは 7-8/10であった。MRI（図 A-14-1,43頁）、XP（図 A-14-2,44頁）を持参した。

T病院で入院しながらリハビリをし、画像を検討した。2週間たっても症状の改善が思わしくなかった。画像からは圧迫骨折ではなく脊椎の炎症が疑われたので、椎体の生検（バイオプシー）をして検討してもらうようにKT病院へ送り返した。VASは 6-7/10であった。

しかし、圧迫骨折との返事で、再度T病院に紹介されて来た。T病院では設備がないため、椎体の生検（バイオプシー）を含めて精査をしてもらうように、別のK病院へ画像をつけて紹介した（図 A-14-3,45頁）。

その結果、脊椎カリエス（結核菌による脊椎炎）と判明し（図 A-14-4,46頁）、手術が行なわれた（図 A-14-5,47頁）。手術は無事終了し、退院となった。

現在、T病院でカリエスに対する薬を処方して経過観察中である。

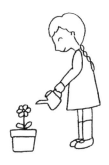

J-5 圧迫骨折で5回もギプスを巻いた患者さんの感想・意見／72歳女性

　10年前に会社は定年となった。定年の2ヶ月前、山で名水を汲み、20Kgのタンクを持った。その時、腰の痛みを感じた。病院に行き、圧迫骨折と言われた。初めて体にギプス巻きを受けた。

　4週間が立ち、痛みもなくなり退院した。

　次に「転ばない様、気を付けなさい。」と言われた。その後、一度も転んで骨折はしていませんが、主人の介護、掃除等で気が付けば5回もギプスを巻き、入院していた。ギプス巻きが一番の効果であり、日薬で退院に至ることを経験してきた。何度も繰り返しの圧迫骨折であった。

　泣きたくなるほどの痛みが、ギプスを巻くと日増しに痛みがなくなることを体験した。ギプスを考えられた方は、すごい、偉大だと思う。

　再度、繰り返さない為に先生の教えを守り、運動と気力が大切と思います。今も5度目の入院をしています。今日も頑張ります。

J-6 体幹ギプスを巻いた時の患者さんの感想／60代 女性

　2年前の1月、風邪による咳で圧迫骨折（腰椎1番）になりました。最初は激痛で横になって寝ることができず、日を追う毎に痛みが増し、ついに腰を曲げることができなくなり、最初の病院で圧迫骨折との診断で入院し、着脱式コルセットをつけました。

　コルセットをつけ安静加療したことで、痛みはあるもののトイレに一人で行けるようになりました。が、なかなか痛みがとれず、2カ月後の3月、T病院に転院し、再度MRIを撮影した処、前の病院でのMRIより腰椎1番のつぶれ具合が更に進んでいて、破裂骨折との診断で体幹ギプスを巻き、安静治療をすることになりました。

　体幹ギプスを巻いたことでそれまでは横になった時、起き上る時、しゃ

がむ時等に腰がふらふらする感じがありましたが、腰が安定し徐々に痛みもやわらぎ、動作もゆっくりですができるようになりました。

　１週間もすると腰とギプスの間にすき間ができ、腰が不安定になり痛みが出てきたのでタオルをすき間に詰めて対応しました。

　２回目のギプスの巻き直しの頃は痛みも半分くらいに減り、日常動作も楽になりました。

　今回、着脱式コルセットと体幹ギプスと両方体験しましたが、私の場合、体幹ギプスの方が時間がかかるものの、腰の為にはよいと思いました。ただ、入院等仕事を休む必要がありますが、結果的には完全固定したことで早く全治できたのではないでしょうか。

　一方、着脱式コルセットはよりお手軽で現代生活にマッチしていると思います。痛みの度合いにもよりますが、仕事をしながらでも治療できる人もおられると思います。ただ自分で着脱可能なので、正しく装着できているか自分まかせです。苦しかったらゆるめることもできるので、きちんとした治療ができにくいと思いました。

　今回体幹ギプスの着用と並行してリハビリで普段の体幹のきたえ方等教わって訓練したことが治療に役立ちました。

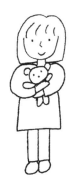

> ギプスを巻いた患者さんを看護する看護師さんの感想・意見

J-7 体幹ギプスを巻いた圧迫骨折の患者さんの看護／20代 看護師

　体幹ギプスの方はだいたい苦しそうにしています。

　入浴介助の際、肌着も脱げなく、新しい肌着も無理やり押し込んで入れる為、その際患者さんから痛い等の言葉をもらいます。固定が必要なら仕方がないと思いますが、もう少しゆるく巻くことが出来ると良いでしょう。

　人によって巻き方が違うのか、時々呼吸苦や圧迫感の訴えが多い時があります。部分的に肌に当り保護しても寝だこ（褥瘡、床ずれ）になってしまうことがあります。

J-8　体幹ギプスについて看護で気付いたこと／30代 看護師

1．人によって巻き方がきつかったり，ゆるめだったりするので統一したら良いと思います。ギプスを巻く時、緊張をとり、ゆっくりさせるのか、腹をへこませてきちんとしてもらうのかで、違いが出るのかも知れません。
2．どうしてもギプスを切ってほしいと夜間に言われると、とても困ります。できればカットを入れて、取り外せるようにしてもらえれば助かります。

J-9 体幹ギプス巻いた圧迫骨折の患者さんの看護を体験した感想、意見
／40代 看護師

　ギプスをしている患者さんは苦しい、痛いので外してほしいと言われることが多いです。本人が今後のスケジュールを把握していないことで「い

つどうなるの」という質問をよくされます。説明はされているかとは思いますが、書類として渡した方が良いのではないでしょうか。

　認知症のある方は、どうしてもギプスを外したいという気持ちが優先し、ギプスをムシリ取ることがあります。これを予防する方法を考えたいと思います。皮膚が痛み、発赤、寝だこ（褥瘡、床ずれ）になることがあります。

J-10 破裂骨折でギプスを巻いた患者さんを看護して／50代 看護師

　破裂骨折の患者さんは、受傷後1〜2週間は動作時の痛みも強く、ベッド上の生活が多くなります。便秘や食欲不振などになることもあります。食事摂取量や排泄回数のチェックも大切になります。

　ギプス固定による体への圧迫感も強く感じるのでしょう。呼吸も浅くなりやすいので、時々深呼吸や腹式呼吸が必要です。高齢で認知症の方も多く、ギプス内の体に巻いた巻綿を取ってしまったり、テープを外したりされます。時々補修が必要なことになります。

　また、うまく痛みを訴えられず、ギプスのずれや圧迫でギプスに当った所の皮膚に傷、寝だこ（褥瘡、床ずれ）が出来てしまうこともあります。

　毎日の清拭時、シャツ（下着）交換時に担当者がシャツが汚れていて傷や寝だこ（褥瘡、床ずれ）に気付くこともあります。当院では原則入院を勧めています。入院していることで皮膚の異常が早期発見される利点があります。しかし、病院の入院という環境の変化で認知症があって、これが悪化される方もみえます。

　患者さんの中には、主婦も多く、入院出来れば家事から離れられ、安静を保つことも可能であると思います。

J-11 圧迫及び破裂骨折の患者さんの看護を体験して／60代 看護師

　ギプスを巻くことによって、苦しさの訴え、圧迫感、褥瘡（床ずれ、寝だこ）形成等があります。訴えによりギプスを下げる。タオル等で除圧をしてみる。苦しさに対してはバイタルチェックをしてその都度訴えを傾聴しています。

　なかには、明らかにギプスがきついと思われる方もみられます。人によってはあまり訴えない方もみえる為、シャワー時等に全身を観察する必要があります。

　また、巻いたギプスがゆるめの方もみえ、ギプスが腸骨の位置に合っていなくて骨折部位の固定や保護からずれていることもあります。

　ギプスを巻いたことにより歩行出来ていた人が車椅子となり、認知等の低下がみられる人もいます。

　ギプスを巻いたことの苦痛により、精神状態が乱れる方もいます。その方の訴えをよく傾聴しています。

【リハビリを助ける理学療法士（PT）さんの感想、意見】

J-12 脊椎圧迫骨折を受傷した患者さんのリハビリを経験して
20代 理学療法士（PT）

　当院では、圧迫骨折を受傷された患者さんに対して、まずギプスでの固定期間があります。その圧迫骨折の程度、疼痛の程度に合わせてギプスをカットし、硬性コルセットへ変更します。ギプスを巻くことで、体幹が固定され疼痛が軽減したり、さらなる椎体の圧壊を防止することができると感じました。

圧迫骨折受傷直後は疼痛が強く、ベッド上で寝返りが打てない患者さんもいらっしゃいました。およそ2～4週で疼痛が軽減し、退院時は受傷前の生活を獲得される方が多い印象でした。

　圧迫骨折を受傷される患者さんは高齢女性も多く、圧迫骨折を繰り返して何度も入院される方もいらっしゃいました。リハビリでは疼痛軽減やADLの再獲得を目的として介入しますが、再骨折を予防するための動作指導も重要であると思いました。

J-13 圧迫骨折をした患者さんのリハビリを担当して

／30代 理学療法士(PT)

　私は、回復期リハビリ病棟で理学療法士として働いています。圧迫骨折をされる患者さんは多く、そのためリハビリを担当させて頂く機会も多くあります。今まで経験した圧迫骨折患者さんのリハビリについて少しお話をしたいと思います。

　「起きるときに一番痛い、だから起きたくない、動きたくない」これは圧迫骨折をされた患者さんからよく言われる言葉です。骨折をしているので痛みがあるのは当然と思いがちですが、1時間近くのリハビリ後には「痛みなく起きられた」と言われることが多くあります。1時間で骨折が良くなるはずがないので、痛みの原因は他にあるのではないかと私たち理学療法士は考えます。その原因の一つに起き上り方法があります。健常な方は起きる動作を大変と思うことは少ないと思います。しかし圧迫骨折をされている患者さんは動かすと痛みが出てしまうのではないかと思い、ロボットのように全身を硬くしたまま起きようとしてしまいます。そうすると骨折したせぼねに過剰に力は入ってしまい余計に痛みを引き起こしてしまいます。そこで私たち理学療法士の出番となります。いきなり「力を抜いて起きてください」と伝えても患者さんはできるはずもなく、痛みを引き起

こしてしまいます。

　そのため、一番重要なリハビリとして"動かしても痛くない"と思ってもらうことです。具体的には深呼吸、手でベッドを擦る、バンザイをする、足でベッドをこする、足を上げるなどです。ポイントとしては難易度が上がっていくほど痛みが出現する可能性が高いため、小さい運動から行っていきます。患者さんは痛みがなく動かせることを体験することで、動いても痛くないと思い、少しずつリラックスした状態で運動ができるようになります。ある程度痛みなく手足が自由に動かせるようになったら、起きる練習を行っていきます。そこで重要な動作として寝返りがあげられます。途中から痛みを伴う場合は、痛みの出ない範囲でゆっくり動くことを反復すると少しずつ動かせる範囲が広がっていきます。痛みがなく寝返りができたら、次は起きていきます。その時は上を見ながら起きることです。痛みが伴わない動きをすることが大切なので、このときも痛みが出ない範囲で動きを反復します。一度、痛みを伴わず起きることができると、痛み無く起きられた。起きるときは痛くないんだと思い、その後はスムーズに起きることができます。

　なぜ、そこまで起きる動作にこだわるかというと、毎日絶対に行う動作という点もありますが、一番始めに述べた「起きるときに一番痛い、だから起きたくない、動きたくない」の発言に繋がります。高齢で圧迫骨折をされた場合、痛いから動かないとなるとすぐに体力、筋力が落ちてしまい、骨折する前の生活が出来なくなる、自宅に帰れなくなる可能性が高くなってしまいます。私たちは患者さんに少しでも早く退院し、元気に好きなことを思う存分楽しんでもらえるようにリハビリを行っています。それを実現させるためには早期から動くことが重要となっていきます。その手助けをしながら多くの患者さんが笑顔で退院する姿が見られたらいいなと思いながら日々リハビリをしております。

K 交通事故、労災事故での圧迫骨折の後遺症について

　以下は、脊椎の圧迫（破裂）骨折による後遺障害の査定マニュアルに法律として定められています。これをやさしく解説します。脊椎の圧迫（破裂）骨折は、椎体の骨折による脊柱の変形としてとらえるということです。

Ⅰ. まず椎体に受傷後変形があったかどうかは

　①受傷後1カ月以内の椎体の変形をX線像で確認します。
　　軽度の初期像は図K-1に示します（図B-9）。

　②受傷前のX線像があれば、それと比較します。

　③最も鋭敏な画像はMRIです。T1強調画像で低濃度、脂肪抑制のT2強調画像で高濃度の椎体があれば、椎体の新しい骨折を示します（図B-7,K-2）。但し、受傷後2カ月以内の画像であれば確実です。椎体骨折の程度が非常に軽度であれば2カ月もすると椎体の骨折が治癒して、MRIでも判然としなくなるからです。骨折の程度が中等度以上であれば4カ月くらいまで判断が可能です。

　④次に骨折を判断しやすいのはCTのスライス像です。骨皮質に新しい骨折線があるかどうか正常像と比較して判断します（図A-6-2,25頁）。

　⑤X線像しかない場合は初診時のX線像と最後のX線像とを比較します。変化があれば新しく骨折が生じたと判断できます。

Ⅱ. 後遺障害の査定です。
　　⑪せき柱に著しい変形を残すもの　　　　（第6級の4）
　　⑫せき柱に中程度の変形を残すもの　　　（第8級）
　　⑬せき柱に変形を残すもの　　　　　　　（第11級の5）
　　⑭せき柱に著しい運動障害を残すもの　　（第6級の4）
　　⑮せき柱に運動障害を残すもの　　　　　（第8級の2）

⑯疼痛のために運動障害を残すものは局部の神経症状を残すもの（第14級）とする。

但し、せき椎圧迫骨折等、せき椎固定術、項部、背部、腰部の軟部組織の器質的変化が認められないものです。

以下、⑪〜⑮を1つずつ説明します。

⑪の「せき柱に著しい変形を残すものとは」数式で表現すると

a. $(A+B+C+\cdots) - (a+b+c+\cdots) > \frac{A+B+C+\cdots}{n}$ です。

この数式の意味するところは多椎体の骨折による変形があり、圧迫され変形した全椎体の前方部分の和と全椎体の後方部分の和の差が、椎体後方の1椎体（平均値）の高さより大きくつぶれて低くなった場合です（図K-3）。

b. または $(A+B+C+\cdots) - (a+b+c+\cdots) > \frac{A+B+C+\cdots}{n} \times \frac{1}{2}$ に側弯がありCobb角50度以上を合併したものです。

⑫の「せき柱に中等度の変形を残すもの」とは数式で表現すると

a. $(A+B+C+\cdots) - (a+b+c+\cdots) > \frac{A+B+C+\cdots}{n} \times \frac{1}{2}$ であるもの。

b. 圧迫骨折があり側弯がCobb角50度以上あるもの。

c. 環椎（C_1）または軸椎（C_2）の変形・固定があるもの（手術を含む）で

　a）C_1-$_2$間が60度以上の回旋位のもの。

　b）C_1-$_2$間が50度以上の屈曲位のものまたはC_1-$_2$間が60度以上の伸展位のもの。

　c）側屈位となっていて、矯正してもX線像で30度以上の斜位となっているもの。

⑬の「せき柱に変形を残すもの」とは
　a. X線像で圧迫骨折の変形が確認できるもの。
　b. せき椎固定術が行われたもの。
　c. 3椎以上の手術（椎弓切除術、椎弓形成術等）を受けたものです。

⑭の「せき柱に著しい運動障害を残すもの」とは
　a. X線像で、せき椎圧迫骨折等が確認でき、頚部が強直したものまたは胸腰部が強直したもの。
　b. 頚椎や胸腰椎にせき椎固定術が行われ、強直したもの。
　c. 項、背、腰部の軟骨組織に明らかな器質的変化が認められ、強直したものです。

⑮の「せき柱に運動障害を残すもの」とは
　a. 次のいずれかの原因により可動域が、参考可動域の1/2以下に制限されたもの。
　　aa. X線像等で頚椎または胸腰椎に圧迫骨折等を残して確認できるもの。
　　ab. 頚椎または、胸腰椎にせき椎固定術が行われたもの。
　　ac. 項、背、腰部の軟部組織に明らかな器質的変化が認められるもの。
　b. 頭蓋、上部頚椎間に著しい異常可動性が生じたものです。

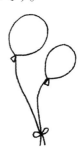

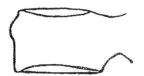

隆起型
椎体前壁の膨隆
あるいは突出を呈するもの

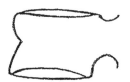

くい込み型
小児の若木骨折のような
折れ込み状を呈するもの

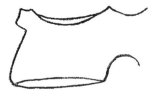

終板ずれ型
椎体の上端または下端が
舟のへさき状に突出したもの

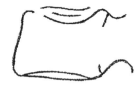

終板圧潰型
椎体終板の落ち込みを呈したもの

図 K-1　単純X線像で椎体圧迫（破裂）骨折の初期像（図 B-9と同じです）。
吉田 徹　中部整災誌　30:940, 1987を改変

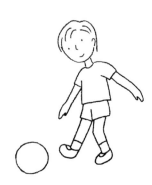

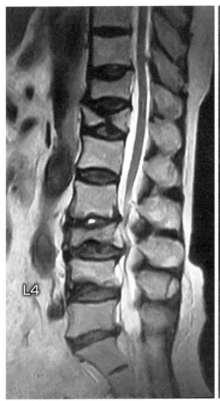 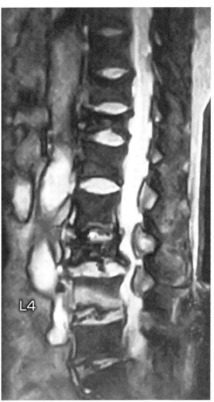

T1強調画像（T1WI）　　　　T2*強調画像（脂肪抑制）（T2*WI）

L4 低濃度（黒く出る）　　　　L4 高濃度（白く出る）

図 K-2　MRIでT1WIで低濃度　T2*WIで高濃度であれば新しい圧迫（破裂）骨折が確実である。

　この症例はA5-1 71歳女性と同じである。T11、T12、L3は古い骨折である。L4は新しい骨折である。他にも、図 A2-1、A3-1、A3-3、A4-1、A7-1、A9-1、A10-1も参照して下さい。B-7,55頁も読んで下さい。

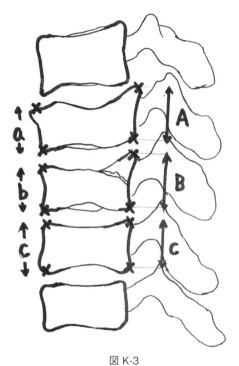

図 K-3
圧迫された椎体の椎体高前方の和は a+b+c+‥‥です。
圧迫された椎体の椎体高後方の和は A+B+C+‥‥です。

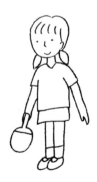

L 圧迫骨折の実態

a 辻村外科病院での20年間の統計

　辻村外科病院では、脊椎の椎体の骨折、即ち圧迫骨折、破裂骨折の1,305例に対しては、保存的治療（主として体幹ギプスによる外固定、入院治療、リハビリテーション）を行なってきた。

　神経麻痺を伴う破裂骨折や、体幹ギプスだけでは神経麻痺に進展するおそれのある症例に対しては手術適応と考えて、手術のできる病院に紹介してきた。手術適応と考えて他院に紹介した症例はこの20年間で25人以下であり、2％に至っていない。ましてや入院し体幹ギプスを巻いた症例が悪化して手術の適応と判断して他院に紹介した症例は10人1％以下である。

　椎体の骨折に対して、体幹ギプスを約1カ月間巻いて外固定をすれば、予後はほぼ良好であることを実感としてとらえている。手術件数の多い病院では十分な保存的治療がなされていないと考える。

　以下、当院の統計を示す。
　今回の椎体の骨折の統計は、後ろ向きの調査である。事務レベルのコンピューターから、圧迫骨折で入院した症例を調査したものである。
　生年月日（年齢）、性別、病名、初診日、カルテNoの5項目である。病名には、どの椎体の骨折であるかが示されていた。
　示された統計は、平成11年（1999）1月から平成30年（2018）12月31日までの20年間である。以上が基礎データであるが、平成27年（2015）の1月から12月までの1年間の症例は、さらに詳細に24項目を加えて調査研究されていた。
　以下、その結果を後半に示す。

まず、20年間の基礎データーからである。また、著者が常勤として勤務していたJR東海総合病院のデータ（平成7年〜10年、n=74例）,吉田整形外科病院のデーター（平成12年〜14年、n=254例）が得られたので参考資料として記載した。

▶症例

Ⓐ辻村外科の椎体の圧迫（破裂）骨折の症例は、平成11年から平成30年までの20年間で入院例は1,305例であった。この内、男性は357例27％、女性は948例73％であった。即ち、おおよそ4人に1人は男性であったことになる。JR、吉田の各病院もほぼ同じ結果であった。

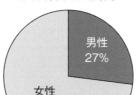

図 La-1-1　椎体の圧迫骨折、破裂骨折の入院例（辻村外科病院）

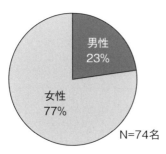

図 La-1-2　椎体骨折の入院例
　　　　　（JR東海総合病院）

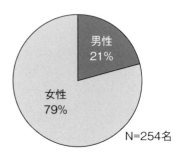

図 La-1-3　椎体骨折の入院例
　　　　　（吉田整形外科病院）

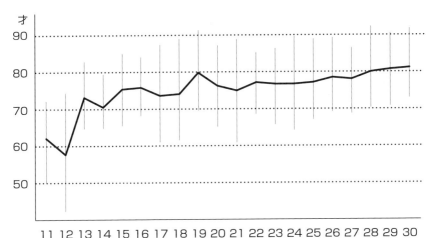

図 La-2-1 各年の年齢の平均値の推移（辻村外科病院）

椎体骨折症例の平均年齢は平成11年には60歳であったが徐々に高くなり、また症例数も増加し（図 La-3）平成30年には平均年齢は80歳、と高齢化の進行をしめしている。

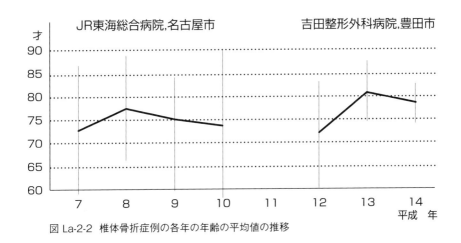

図 La-2-2 椎体骨折症例の各年の年齢の平均値の推移

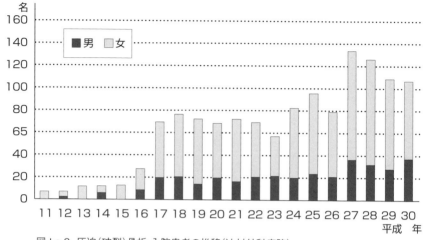

図 La-3　圧迫(破裂)骨折　入院患者の推移(辻村外科病院)

波はあるが椎体骨折患者さんは年々増加の傾向にある。

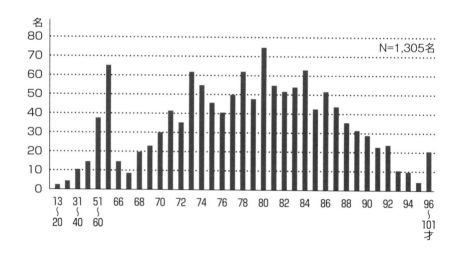

図 La-4　年齢分布(辻村外科病院)

　80歳くらいを頂点にして富士山のように年令分布が広がっている(正規分布に近い)。

▶**La-5 骨折部位の分布**

20年以上前はT11,T12,L1に椎体骨折が集中していたが、最近の高齢化の進行と共に腰椎部に骨折が多く発生している。高齢化と共に腰が前に曲がった（後弯化した）人が増加しているためであろう。

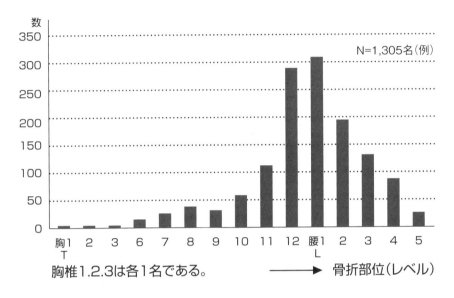

図 La-5-1　骨折部位の分布（辻村外科病院）

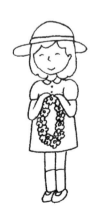

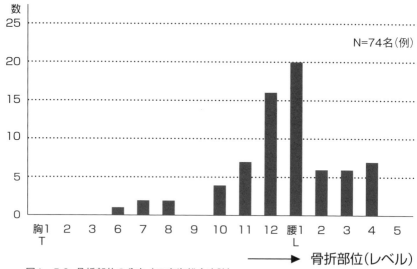

図 La-5-2　骨折部位の分布（JR東海総合病院）

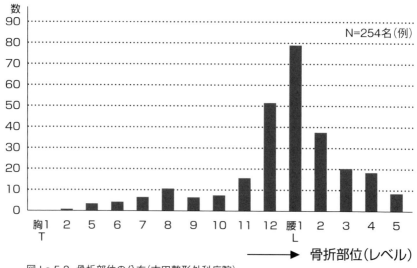

図 La-5-3　骨折部位の分布（吉田整形外科病院）

　第12胸椎（T12）から第1腰椎（L1）に骨折の山があり、辻村、JR、吉田共第1腰椎（L1）の骨折が最多（頂上）である。

▶2椎体以上の椎体骨折例の検討

 2椎体以上の骨折があった症例は207例で全症例1,305例の16％に相当する。男性は62例30％、女性は145例70％であった。

 この207例をさらに細かく分類した。

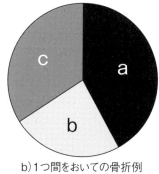

c)2椎体以上の間を
　おいての椎体骨折
　71例　34％
　男13例　女58例

a)隣接椎体の骨折
　87例　42％
　男26例　女61例

b)1つ間をおいての骨折例
　49例　24％

図 La-6　2椎体以上の椎体骨折例

 a)の隣接椎体の骨折例は大きな外力が脊椎に及んだということでしょう。b)は隣接椎体がしっかりしていて、もう1つ隣の椎体が弱かったために骨折したのでしょう。c)は2つとか3つとかそれ以上離れた椎体が同時に骨折している例です。推定ですが、脊椎の前後方向の曲がり（弯曲）の節（ふし）に当る部分に同時に力が加わったためと思われます。骨折したのは相対的な位置にある椎体です。

b 早期にギプス固定を行った脊椎圧迫骨折患者の帰結
～初発・再発による比較～

キーワード: 脊椎圧迫骨折、早期ギプス固定、離床
○中川雄樹[1] 和田陽介[1,2] 辻村享[1,2] 見松健太郎[1]
 1) 医療法人明和会　辻村外科病院
 2) 藤田保健衛生大学　医療科学部

　2017年、辻村外科病院中川雄樹理学療法士（PT）の研究、発表である。多数の圧迫骨折の内、2015年4月～2016年4月に入院しギプスを巻いた患者さんを詳細に検討した。後ろ向きにカルテや画像などを調べた。後ろ向きなので、データの1部がない症例も多く、134例の内、全てのデーターの揃った58例でまとめた。正式には第34回日本義肢装具学会誌34巻40頁、2018に載っている。

　この論文でいう再発例とは、1度折れた椎体がまた折れたという例も入ってはいるが、他の椎体が折れた2度目の、また3度目の骨折の入院症例である。

　この研究の結論では、症例数は少ないものの、再発群も初発群と同じように、早期にギプスを巻いて外固定をし、可及的にリハビリを早くすれば、成績は良く、脊柱の変形も少なく、家にも帰れるということであった。

　以下、発表内容を述べる。

▶はじめに

　急速な高齢化社会の到来に伴い、脆弱性骨折である脊椎圧迫骨折を受傷する患者も増加の一途をたどり、骨折を再発して何度も入院をする症例も散見される。1つの椎体骨折を発症すると隣接椎体の骨折のリスクが約5倍以上増加することも報告[1]されており、骨折を繰り返すことでADL（日常生活動作）やQOL（生活の質）が低下し介護を要する状態になることも少なくない。

　当院ではクリニカルパス[3]を用いて発症早期から体幹のギプス固定治療を行い、早期離床、積極的なリハビリテーションを推進している。再発例においても同様に実践している。

　今回、早期にギプス固定を行なった脊椎圧迫骨折患者がしばらくして再度骨折をした場合、入院時のADLにどのような影響を及ぼすか初発群、再発群の2群に分け後方視的に調査した。

はじめに

脊椎圧迫骨折は国内で最も頻度の高い骨粗鬆症性骨折であり[2]、高齢化が進み再発のリスクも高くなっている。

脊椎圧迫骨折を多発するとADL（日常生活動作）が低下し介護を要する状態になることも少なくない。

ADL低下を防ぐため、当院ではクリニカルパスを用いて発症早期からギプス固定を行い離床を早め、積極的な入院リハビリを推進している。

図 Lb-1

クリニカルパス：治療と検査の標準的な経過を説明するための入院中の予定をまとめたスケジュール表

▶**対象と方法**

　2015年4月〜2016年4月に脊椎圧迫骨折の診断を受けて当院へ入院した134名の内、調査項目の揃った58名を対象とした。全例、保存療法（ギプス固定）にて疾患別リハビリテーション料を算定した患者であった。神経症状を有する者は除外した。

　初発群38名、再発群20名、平均年齢、性別は次頁の図 Lb-3に示す。初発と再発の区別はカルテの情報から過去の受診歴を確認した。同一椎体に限らず2回目以降の骨折の診断となるものを再発とした。ギプス固定は入院から1週間以内に行い、可及的、速やかに離床を行った。ギプス固定期間は原則4週間、固定終了後は硬性コルセットへ変更し、退院許可とした。リハビリは症状や身体能力に応じて1日平均60分以上実施した。

　調査項目はYAM、VAS、椎体圧壊度（AP比[4]）、在院日数、在宅復帰率、ADL評価（FIM）、移動能力とした。

目的

脊椎圧迫骨折患者に対し
早期ギプス治療、離床を実践した上で
初発群・再発群に分けて
入院リハビリの効果を検証した。

図 Lb-2

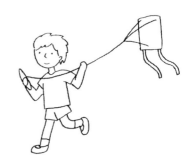

▶対象

2015年4月～2016年4月に脊椎圧迫骨折の診断を受けて入院した者を対象とした。

表1 対象の属性

	初発群	再発群
人数	38名 女31・男7名	20名 女17・男3名
年齢	77.9±8.1歳	81.6±8.1歳

図 Lb-3　図 Lb-12参照

調査項目
・入院時対 YAM, VAS（疼痛）
・椎体の圧壊度（AP比）
・FIM運動項目、利得、改善効率
・平均在院日数、在宅復帰率

図 Lb-4

対YAM: Young Adult Meanの略で20～40歳時の高い
　　　　骨塩量に対し何%に低下したかを見た。B-6参照
VAS:　　Visual Analogue Scaleの略でここでは痛みの程度を
　　　　0～10にして、本人の痛みの程度を聞くものである。
　　　　詳しくは後方の文献11、13、14、15にある。
　　　　C-6-6参照

	入院日	入院2週	入院4週 (退院許可)
装具	ギプス装着	ギプス巻き直し 硬性コルセット 採型	硬性コルセット 装着
病棟ADL リハビリ	痛みに応じて離床可,制限なし 1日平均3単位以上の個別リハ実施		

図 Lb-5 当院が用いているクリニカルパス[3]

	初発群 n=38	再発群 n=20
平均年齢	77.9±8.1歳	81.6±8.1歳
性　別	男7 女31名	男3 女17名
入院時対 YAM*	66.8±12.2%	59.3±12.9%
入院時 VAS*	4.97±2.5	6.65±1.9

*$p<0.05$

＊：0.05％の危険はあるが、2群間で有意差がある。

Lb-表1　初発群・再発群の基本データ　図 Lb-6参照

	初発群　n=38	再発群　n=20
入院時AP比*	82±0.13%	71±2.0%
退院時AP比	74±0.17%	70±2.0%
在院日数	37.3±8.9日	41.8±12.0日
在宅復帰率	89%	80%
入院時FIM-M	63.5±18.0点	53.4±16.8点
退院時FIM-M	77.4±14.4点	72.1±15.5点
FIM利得	13.9点	18.7点
FIM効率	0.37±0.3点／日	0.46±0.29点／日

*$p<0.05$

AP比: 椎体の前方（anterior）／後方（posterior）の高さの比率

Lb-表2　初発群・再発群の入退院データ
図 Lb-7, Lb-8, Lb-9参照

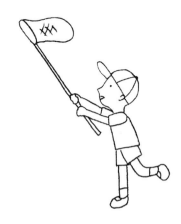

	初発群 n=38		再発群 n=20	
	入院時	退院時	入院時	退院時
杖歩行以上	27名	25名	11名	9名
その他移動	7名	6名	9名	9名
車椅子以下	4名	7名	0名	2名
移動能力低下者の割合	11%		15%	

Lb-表3 初発群・再発群の移動能力

▶結果

　結果をLb表1〜3に示す。再発群は初発群と比較して、入院時のYAMや椎体のAP比は有意に低値、入院時VASは有意に高値であった。在院日数は長く、在宅復帰率は低下、移動能力低下者は増加する傾向にあった。FIM利得及びFIM効率は向上していた。

　FIMとはFunctional Independence Measurementの略です。日本語では、機能的自立度評価法です。簡単にいうと、日常生活で何ができて何ができないか。また自分でどの程度できるかの評価です。次の表のように点数化して調べます。18項目あります。1項目の最高点は7点です。
ですから、18×7＝126点が最高点です。

レベル		介助者なし
	7 完全自立(時間,安全性含めて) 6 修正自立(補助具使用)	介助者なし
	部分介助 　5　監視 　4　最小介助(患者自身で75%以上) 　3　中等度介助(50%以上) 完全介助 　2　最大介助(25%以上) 　1　全介助(25%未満)	介助者あり

　　　　　　　　　　　　　　　　　　　　　　　　フォロー
　　　　　　　　　　　　　　入院時　退院時　アップ時

セルフケア
　A．食事　　　　　箸
　　　　　　　スプーンなど
　B．整容
　C．清拭
　D．更衣(上半身)
　E．更衣(下半身)
　F．トイレ動作,更衣(上半身)
排泄コントロール
　G．排尿コントロール
　H．排便コントロール
移乗
　I．ベッド,椅子,車椅子
　J．トイレ
　K．浴槽,シャワー　　浴槽
　　　　　　　　　シャワー
移動
　L．歩行,車椅子　　歩行
　　　　　　　　　車椅子
　M．階段
コミュニケーション
　N．理解　　　　　聴覚
　　　　　　　　　視覚
　O．表出　　　　　音声
　　　　　　　　　非音声
社会的認知
　P．社会的交流
　Q．問題解決
　R．記憶
　　　　　　　合計

注意：空欄は残さないこと，リスクのために検査不能の場合はレベル1とする．

〔千野直一(監訳)：FIM：医学的リハビリテーションのための統一データセット利用の手引き 原書第3版．慶應義塾大学医学部リハビリテーション科．1991より〕

図 Lb-11　FIM．評価用紙
(標準整形外科学 12版 医学書院 868頁より)

①FIM利得とは退院時のFIM-入院時のFIMです。例えば退院時100点とし、入院時80点とすると、その差20点が利得です。
②FIM－効率とは①のFIM利得を入院日数で除した値です。①の利得が20点で入院日数が40日とすると20/40＝0.5
50％です。
③FIM-MとはMはmotorで、運動系の項目の点数です。

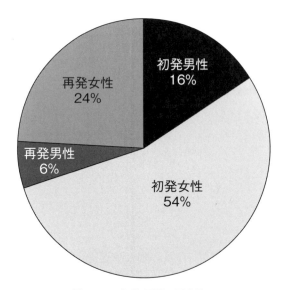

図 Lb-12　初発・再発の男女差
表1, 図 Lb-3 参照

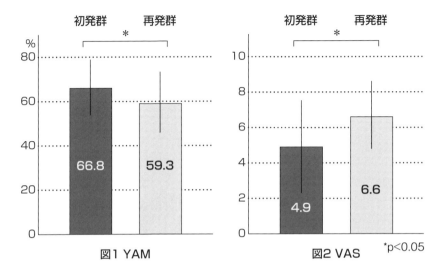

再発群は初発群より骨密度が低く腰痛が強かった。(重症)
YAM・若年成人比較％(Young Adult Mean)
VAS・視覚的評価尺度(Visual Analog Scale)

図 Lb-6　入院時YAMとVASの値　Lb-表 1参照

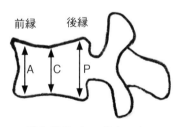

椎体側面からAP比(A/P)
側面X線による骨折判定[4] (A/P＝75％未満)
4)森ら:椎体骨折評価基準.Osteoporosis Japan

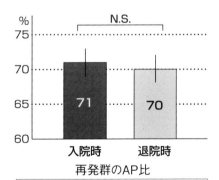

再発群のAP比

再発群の退院時AP比は入院時AP比と比較して変動が少なかった。

図 Lb-7　椎体圧壊度の変化, 再発群のAP比　Lb-表 2参照

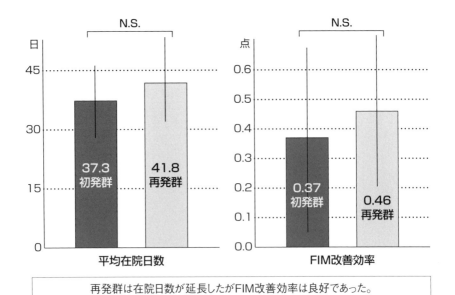

図 Lb-8 平均在院日数とFIM改善効率 Lb-表 2参照

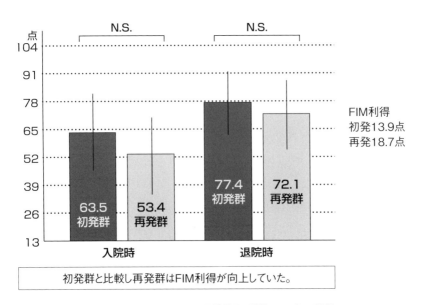

図 Lb-9 FIM運動項目と利得 Lb-表 2参照

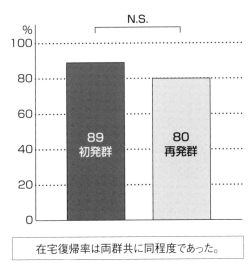

図 Lb-10 在宅復帰率

在宅復帰率は両群共に同程度であった。

▶**考察1 椎体圧壊について**

ギプス固定の効果を検証している千葉ら[5]のAP比の値と再発群の退院時AP比は同程度であった。

> ギプス固定は再発群においても圧壊を最小限に抑えることができた。

5) 千葉ら　骨粗鬆性椎体骨折の保存療法　日整会学会誌 2011;85:934-941

▶**考察2 ADL（日常生活動作）について**

再発群は初発群より入院時は重症であった（骨密度が低く腰痛が強い）

ギプス固定及び速やかな離床により積極的な入院リハビリを進めたため再発群において初発群と同程度のFIMの改善効果をみとめた。

これらにより再発群の平均在院日数及び在宅復帰率は初発群と同程度にすることができたと考えられる。

▶まとめ

ギプス固定による速やかな離床と早期リハビリを積極的に進めた。

退院時AP比は、両群ともに先行研究[5]と同程度の値であったことから、ギプス固定により椎体高の減少は最小限に抑えることができたと考えられる。再発群は初発群より入院時は重症であった（YAM、椎体のAP比は低値、VASは高値）、しかしクリニカルパスにより速やかに離床、ADL訓練を含めた積極的な入院リハビリを進めることができたため、FIM利得・効率が向上した。また初発群と同程度の退院成績（在院日数、在宅復帰率）にすることができた。

【参考文献】

1) Lindsay R:Riskof New Vertebral Fracture in the Year Following a fracture. JAMA2001:285
2) Ross et al Vertebral fracture prevalence in women in Hiroshima compared to Caucasians or Japanese in the US. nt J Epidemiol,1995 Dec,24(6) 1171-7
3) 見松健太郎ほか、脊椎圧迫骨折の疼痛評価と保存療法のクリニカルパス、関節外科 2004;23:345-349
4) 森諭史ほか、椎体骨折評価基準（2012年度改定版）Osteoporosis Japan 2013;21:32-35
5) 千葉一裕ほか、骨粗鬆症性椎体骨折の保存療法、日本整形外科学会誌 2011;85:934-941

M 終活を体験して

　娘が我が家に来ていわく「物がいっぱいあるから、どんどんいらない物から捨ててね。あとの整理、処分が大変だから。」

　確かにそうだ。物資の乏しかった戦後を十分体験して何かに役立ちそうだ、いつか役立つだろうからと、ついつい物をため込んでしまう。現役で毎日多忙のため、買った本は読めずに書棚につまっている。医学会誌は今も毎月のように送られてくる。病院の常勤をやめてひまになったはずであるが、必要性がうすれて読む意欲に乏しくなって、つんどく（積読）という読書になる。妻の両親、私の両親も亡くなって4～5人の本人達が捨てられなかった物や、最後まで使っていた物や家具が届けられてくる。話をして中古でも良いから欲しいという人に配っているが、まだ扇風機が7台も、冷蔵庫が5台もある。冷蔵庫は棚として使ってはいるので役には立っている。他の物もいっぱいだ。書き物も1段落したので、終活を始めてみた。自分では割に捨てたはずだが、まだまだ1/4くらいしかできていない。父親や母親が大事にしていた物だとわかっているとなかなか捨て難い。ついついこれも残してしまう。ましてや自分の思い出の品は今後使う日は来ないと思っても捨て難い。でも思い切って捨てなければならない。あの世に持って行けるわずかな物は残して全部捨てよう。と何度も思うんだが…。

　高齢で圧迫骨折を体験した人は、今後活躍が今まで通り十分にできるとは思われない。あと5年しかない、10年しかないと思って退院したら、使われない物からどんどん捨てる気持ちになって、心掛けて捨てることが必要と思われる。

　しかし、終活だけでは気がめいる。今後も楽しく生きるためには何か自分で楽しいと思われること、意欲のわいてくることを企画しないと落ち込む、元気が出て来ない。そこで著者はこの本を作ることを企画した。前向

きの仕事ができ、大変元気になった。新しい企画を作れない人には自分の若い頃に思ったこと、感じたことなどを文章に書いてお話風にするか、口でおしゃべりをしてお話風にして録音をすると良いと思われる。新しい企画を立てて楽しい人生にして下さい。

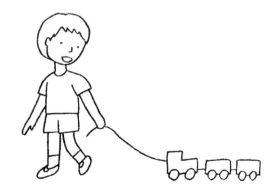

N エッセイ

a) 圧迫骨折にはギプスを巻くって?

「隣のおばあさんが家でコケたら背骨の圧迫骨折になったって言うが、もう4カ月も経つのにまだ痛い痛いって日常生活が不便だそうだ。そんなに治らんもんかね」
「骨折は診察してすぐに分かったのかね」
「レントゲンで少しつぶれていて、すぐに分かったそうだよ」
「では最初どうしたのかなあ。ギプスを巻いたのかなあ」
「何でも布製のコルセットを作ってもらって巻いたそうだ」
「しっかり巻いていたのかなあ。布製ではよほどしっかり巻いていないと骨折の所が動くのでなかなか治らないよ」
「動かんようにギプスを巻くと良いと聞くがどうかね」
「手や足の骨折だとギプスを巻くだろう。巻くとそこは安定して骨が動かなくなって痛みが出ないようになるんだよ」
「骨が折れるとどうして痛いんかね」
「骨そのものには痛みを感じるセンサーが非常に少ないんだが、骨をとり巻く骨膜というのがあってここが刺激されると痛みとして感じるわけだ」
「痛みは人間では警備員のようなもので、警備員が建物の周辺や家屋敷の周囲を警備するように、痛みのセンサーも骨の周辺の骨膜にあるんだよ」
「そうかそうか。それでギプスを巻くと骨の動きや不安定性がとれて痛みが少なくなるんだ」
「それじゃあ、布製のコルセットでは痛みが十分とれないというわけか」
「どうしても都合が悪い時には取り外してしまうし、風呂には入るしで、骨がなかなか固まらないからね。痛みのある期間が長引くということにな

るね」
「きつくても早くよくなりたければギプスを巻かんといかんね」
「その通りだが、まだ全国的にはギプスを巻かない医者が多いんだな。手や足の骨折はすぐにしっかりギプスを巻くか、中に金具を入れる手術をするんだが」
「じゃあ背骨にも金属を入れればいいじゃん」
「背骨に金属を入れてもいいが、おおごとになるだろう。全身麻酔が必要だし、骨がもろくて金具を入れても入れる手ごたえがないし。それに手術後はギプスか硬いコルセットをしなければいかんし」
「それにしても骨がもろいんで金属が抜けてきてしまって、骨が固まる前に入れた金具を抜かなければいかんかったりしたという話も聞くね」
「そうか。骨が硬い人は金属もよいが、骨のもろい人にはだめか」
「だいたい骨がもろいから圧迫骨折になるんだからね」
「今は高齢者が増えたのでそうなるんだねえ」
「それじゃあ早く固まるようにするには、ギプスで我慢しなければいかんということかね」
「やっぱりそれが一番いいよ。4週間は風呂へも入れないが我慢しないとね」
「ギプスを巻くと今までの痛みがとれたという人が多いんで、納得して巻き続けるようになるよ」
「でもね、3週間も過ぎると『切ってくれ』と我慢ができなくなってくるね。痛みもなくなってくるからさ」
「2週間も過ぎて立ち上がったり、力が入る時にも少しばかり痛いという程度になれば、コルセットに変えてもいいと思うよ」
「ギプスを切ったらどうするんだい」
「やはり、硬いプラスチックの硬性コルセットというんだが、それに変えるのさ」
「そのコルセットいつ作るんだい」

「1週間は作るのにかかるから、変える1週間前までに一時的にギプスを切って、体に昔の石膏ギプスを薄く巻いて、その人に合うようにモデルを作るのさ。コルセットを作る人はそのモデルにさらに石膏を流し込んで本人の体を作り（陽性モデル）、それが乾いたらその採型した石膏に熱したプラスチックを巻きつけて、その人に合うように型を作って仕上げるんだよ」
「大変手間がかかる仕事なんだね」
「いわゆる洋服で言うとオーダーメイドの洋服（コルセット）と言うやつだね」
「そうそう、洋服でもオーダーメイドにすると値段が2〜3倍くらいになるだろう。硬性コルセットも高値だからね」
「確かに」
「その硬性コルセットと言うのははずせるのかい」
「そう、ベルクロつきで自由にはずせるんだよ」
「そうなると骨折は自分との戦いというわけか」
「その通り。いやだと思ってその硬性コルセットをはずしたらまた、せっかく固まりつつある骨折がグラグラしてきて痛くなるよ」
「そうか、もう少しコルセットはしっかり着ける必要があるんだね」
「少なくとも1カ月はしっかり着けなければいかんよ。3カ月着けたらもう治ったと考えてもよいが、最終的にはMRIで治ったかどうか確認すると良いよ」
「圧迫骨折って大変なんだなあ。4カ月もかかるんかい」
「いやあ、最初から軟らかいコルセットでゆくと骨がどんどんつぶれてきて6ヶ月たってもなかなか痛みがとれないなんてこともよく起こるさ」
「やっぱり最初にギプスを巻く必要があるんだね」
「そうだよ。ギプスを巻かないと姉歯建築の物件のような手抜き工事になると考えれば良いよ」
「確かに」

b) 圧迫骨折1000例経験した結論は？

「いやあ〜高齢者が増えたね」
「人様を高齢というなかれ、自分らも高齢化したんだぞ、他人事ではないな」
「ところで高齢者って何歳以上を言うんだい？　どんどん元気な人が増えてきて高齢者っていうイメージが変わっている気がする」
「そうね。昔はといってもここ10年くらい前までは60歳とか65歳とかだったんだが、今じゃあ75歳以上でないと高齢者というイメージとはかけ離れているね」
「そうか。75歳か」
「今衆院選が行われているだろう。東京都知事なんか80歳で都知事をやめて国会議員になろうというんだから」
「彼は元気だね。体も元気そうだが、頭が元気だね。中国と戦争をしてでも領土を守るんだという意気込みだよ」
「危険な思想だが、あの頭の元気にはみんな負けそうだ。大阪市長の若い元気な橋下さんだってあの暴走老人には一歩席を譲ったんだからね」
「ところで今の、流行り病は何かね？」
「内科だと高血圧、糖尿病、ガン、心筋梗塞、脳梗塞、それに肥満かな。今は冬でインフルエンザも多いよ」
「整形ではね、流行り病は腰痛、それも高齢者の圧迫骨折だな。インフルエンザよりも整形では流行っていると私なんか言っているよ」
「内科ではまあ主に薬だろう。あとは歩け歩けと糖尿病人には酸っぱく言っている」
「ところで整形の圧迫骨折って正しくはどう治療するんだい？　静かに寝とれといわれて3週間も寝かされた人もいたし、腰にベルトだけの人も聞いたし、軟らかい縦にスルメ（縦の薄い平たい板）の入ったダーメンとかいうコルセットの所もあるし、まちまちだね」

「何が正解なのかはわからんな」
「お前んとこはもっとむごいことするんだろ〜。体にギプスを巻いてカチンカチンにして動けんようにするとか聞いたけどどうかね?」
「風呂も1カ月間入れんとか、ようやるね」
「うん、やられる方は大変だけど、それが一番良い治療法なんだから仕方がないさ」
「手や足の骨折にはギプスを巻くけどあれと同じかい?」
「そう、アメリカ人みたいに食べ物が洋食になって日本の肥満の人が多くなったんで、手足のギプスは減ってきたけどね」
「肥満だとギプスはいかんのかい?」
「肥満の人がギプスを巻かれて手足を動かさないと動脈と静脈に血栓がおきて、血管がつまりやすくなるんで、なるべく避けるようになったのさ」
「昔といっても昭和40年代かな。日本ではギプスギプスと盛んだったんだから、当時アメリカではギプスはやっていないということを聞いたことがあるな」
「そう、やせている間は何のトラブルもないが、肥えた人にはギプスを巻くとそこを動かさないんで血管がつまりやすいんだってさ」
「圧迫骨折の時は胴体にギプスを巻くんだろう。それは大丈夫なのかい?」
「ギプスを胴体に巻いても腰を伸ばして反って巻くので、痛みも減るし、また歩ければどんどん歩いてもらって良いのさ」
「寝たきりよりも歩いて体は動かすので良いというわけか」
「そう、ギプスで腰を反りかえるように立って巻けば、体は固まるんで痛みは半減してみんな喜んでいるよ。痛みが減ると今度は固い物の中に入っているので、あっちが当たる、こちらが当たるといって不満が出てくるがね」
「巻いて入院していれば看護師さんが対応してくれるので何とか生活できるのさ。また歩けばトイレへも行けるし、洗面もちょっとしにくいができ

るし。少し痛みが減れば屋外へ散歩もでられるよ」
「じゃあ、ギプスが一番良いというわけかい」
「そう、はずせないので骨が早く固まる。痛みが早く減少する。良いことが多いが、がまんが必要なんだ。風呂に入れんとか、かゆい所に手が届かないとか、夏は暑くてたまらんとかね」
「ギプスは巻きっぱなしでは、汗くさくなるねえ。下着は替えられるの?」
「下着は上手に替えられるよ。また手をつっ込んでタオルで体を拭くこともある程度可能だよ。入院していれば看護師さんがやってくれるし」
「そうか。ギプスが一番良いのか」
「それじゃあ、他の方法はどうかね?」
「他の方法は手抜き工事と言っているんだよ。1つ手を抜くと硬いプラスチックのコルセット、2つ手を抜くと軟性の ダーメンコルセット、3つ手を抜くと市販の腰の布ベルトだね。何も腰に巻かない寝たきり
4週間というのもあるけどね」
「手を抜くたびに腰がよく動くようになるから骨がつきにくくなる。逆に骨が潰れて治り易くなることも時にはある。しかしギプスを巻くよりも痛みが長引くよ。骨がついてしまえばよいがね」
「ということは骨がなかなか固まらないからそうなるってことかい?」
「おお、よくわかるね。1000例以上ギプスを巻いて圧迫骨折を治療したが、後の予後は良いんだね。手術をせにゃいかんようになった人はほんの数人だよ」
「全国的には手術をする病院も多いけど、そういう所は最初にギプスを巻いてないんだな。だから後で骨が徐々に壊されていって神経麻痺が出そうになると手術となるんだ」
「そうか、最初からギプスを巻かないと骨は大きくつぶれるし、手術は多くなるというわけか」
「そのとおりだ!」

「なんでギプスがそんなに良いのに普及しないんだね?」
「ギプスを巻くと管理が大変だと。それに患者さんがいやがるからね。Drの方が負けてしまうのさ」
「いやあ、私の所でもギプスはいやだという人がいてね。硬いコルセットで始める人もいるが、どうしても暑いだ、固いだと言って取り外している時間が長くなって、後(予後)が悪いんだなあ。自分の心との闘いですよという話をするんだが、患者さんは大丈夫、自分の心に負けん! 勝つ! と言うんだが、勝てる人はわずかだね」
「だから私の病院ではうるさく"楽あれば苦あり、苦あれば楽あり"といってギプスでがまんしてもらうようにしているよ」
「そうか、ギプスだと取り外せないんで骨が治り易いが、ギプスでないと自分で取り外してしまうから治りにくいのか」
「そうだろうね、そうだろうね。誰でもギプスはいやだからね」
「コルセットも最初は外すとすぐ痛くなるんでわかるんだが、それでも自分の心に負けて、外している時間の方が長い人が多いよ」
「そういう人はコルセットつけとる、つけとると言うんだけどね」
「強制力が働かないと人間は怠けるからなあ。困ったもんだ」
「そう、これからまだ調査が必要だね。コルセットをつけた人や、つけなかった人や運動量も各個人個人で違うし、そういう細かいデータは得られにくいからね」
「早くわかると良いね」

c) お婆ちゃんの腰痛は骨折かも

「腰が痛い。湿布がほしい。と言ってくる高齢婦人が多くなっているが、内科でも薬と湿布出しといていいかな」

「原因がわからん。何も重い物は持ってない。転倒もない。でも急に痛くなった。と言ってくる人もいるな」

「おれんところではまずレントゲンを撮って、骨折がなければ薬と湿布で様子を見ているよ。1週間もしてまだ痛ければ、また痛くなれば整形外科を紹介している」

「あんた整形だろう。どういう風に対応してる?」

「まず、痛くなった1週間くらいからの生活をよく聞くことだな。原因がわからぬ人でも長いこと草むしりをしたとか、重いふとんを持ち上げなかったかとか、つまずいて転ばなかったかとか」

「診察は?」

「まず,椅子座位で額に手をやり、それを机につけて構えさせる。そして脊椎の打診をする。叩いてみる。痛いといえば、痛いところの骨折を疑う。まず上の方から、下の方からと2回くらい叩いて確認する。そしてレントゲンを撮ってみる」

「痛いって言わなかったら?」

「痛いって言わなくてもどの辺が痛くて来たか聞いて、1度は撮っておいた方がよさそうだよ」

「反応があいまいなくらい軽い時もあるが、レントゲンでわからなくても後でMRIで精密に調べると、けっこう圧迫骨折が見つかるよ」

「そうか、MRIを撮らんとわからんのか」

「そうね、慣れてくるとMRIを撮らなくてもだいたいはわかるが、それでは科学的ではなかろう。同意が得られなければ撮らないが、今までの症例の写真を見せて勧めると、大抵はMRIを同意してくれて、撮ることになる」

「骨折はレントゲンでわかるのかと思ったら、今はMRIで決めるのかい」
「はっきりした骨折はレントゲンでも、もちろん判断できるが、軽く折れたりしているのは、レントゲンに出ないことも多いよ」
「若い人の骨折でもMRIを撮るのかい」
「若い人の打ち身でも、皮下の出血が多いとか、レントゲンでは骨折といえないが、痛がり方が強いとかの場合には、MRIを撮ると骨の中での出血像が見られる。ああ、中は骨折しているんだと、昔はわからなかった微妙な骨折が、今では正確に把握できるようになった」
「じゃあMRIがないと、骨折を見落とす場合もあるんかい」
「そうだよ、若い人の軽い骨折なら痛いことをしないようにと言って安静にしてもらうと、大抵は治るから問題ないが、高齢者は骨がもろくなっているだろう。最初軽い骨折でも、日常生活では腰を前に曲げることが多いんで、どんどん悪くなって、背骨の骨がつぶれてくるよ」
「おれにも経験がある。家の中で軽く転んだ80歳の人で、起き上がる時にキャーッとする。重い物は持てぬくらいの人が来て、診察での腰の曲げ伸ばしは何ともないし、レントゲンを撮っても何ともないわけさ。それで痛み止めの薬と湿布を出して家にコルセットがあるというんで、それを巻いてもらっていたわけだ。1週間もしてから痛みがひどくなったと言ってきたんで、またレントゲンを撮ったら背骨の椎体の骨がつぶれてきていた。それで悟ったんだ。レントゲンではわからなかったが、少しひびでも入っていたんだと」
「そうそう、そういうのをMRIで撮ると信号（色）が変化して、他の骨と違うんで、すぐわかるよ。やあ、この骨は仲間はずれの色をしている。骨折ですよと言って説明すると、誰にでもわかるし、みんなが納得する」
「そうしたら何だね。高齢者で骨がもろそうな人が、腰が痛くなったら、全部レントゲンの他にMRIを撮らんといかんというわけかい」
「いかんということではないが、骨がつぶれたら、はい、これは骨折でした。

というのはまずいだろう。少しつぶれれば、圧縮された分、骨密度が上がって濃くなるんで、やがては骨はくっついて治るが、腰は曲がってくるね」
「じゃあ腰の曲がった人は、みんな圧迫骨折があるのかい」
「４つも圧迫骨折があると『つ』の字になる。田舎では農業で腰を曲げて仕事をするんで、腰が痛くなるのは当たり前と思われていたが、『つ』の字の人は４つは骨が折れているよ。そうじゃないとあんなにはならん」
「そうか、そういえば最近はあんまり、明らかに腰の曲がった人だと思われる人は減ったなあ」
「そうだろう。整形外科でみんなつっかい棒をかうから曲がりにくくなるんだよ」
「何、その"つっかい棒"というのは、聞いたことがないが」
「コルセットのことだよ。固いしっかりしたものを使うから"つっかい棒"と言っているのさ」
そうか、高齢者の人で骨がもろそうだったら、腰が痛くなったら、MRIも調べないといかんのか。そしたら何だって、つっかい棒かい」
「最初はね、ギプスを巻いた方が良いよ。巻きっぱなしになり、自分でとるわけにゃいかんから骨がつぶれなくて治りやすい。１カ月くらいで痛みがどんどん楽になる」
「じゃあ、硬いコルセットにはいつ替えるの」
「１カ月くらいたってからの方がベストだよ。軽い骨折なら、２週間で痛みがぐっと楽になれば、硬いコルセットに替えてもたぶん大丈夫だがね」
「じゃあ、あんたももう少したつと高齢者の仲間入りだ。圧迫骨折になったら自分もギプスを巻くのかい」
「巻いてもらおうと思うね。今まで沢山の患者さんに巻いてきてそう思うよ。痛みがとれて落ち着いてきたら、硬性コルセットに替えてもらう。腰を曲げないようにして暮らすよ」「そうか、あんたは原理をよく知っているから、さらに悪くならないように、避けて上手に暮らせるというわけか」

「そんなにうまくゆくかい？ 絶対わがままが出てコルセットは外しそうだなあ」
「真夏の暑い時は上を向いて外して、クーラーにでもあたらないとやってゆけないかもね」
「そうか、真夏もギプスを巻いたり硬いコルセットを四六時中つけるわけか。そりゃあ大変だ」
「クーラーの利いている病院なら何とかつけていられようが、自宅じゃあ、やってられないな」
「うん、夏はおれでも外したくなるなあー」

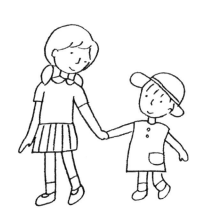

○ 参考文献、参考資料、この本に書いた内容のもとになる資料（著者等の勉強、研究したこと）

1. 骨粗鬆症性脊椎骨折の早期X線像について
   吉田徹、武田丘、村上英喜、伊東明雄
   中部整災誌 30(2)：940〜942,1987
2. 高齢者の脊椎疾患、骨粗鬆症性脊椎骨折の早期X線像とその対応
   吉田徹、武田丘、村上英喜、伊東明雄、村田盛郎
   別冊整形外科　12：36-40,1987
3. 骨粗鬆症性脊椎骨折の早期X線像とその経過
   吉田徹、清水端松幸、井戸田仁
   中部整災誌 32：1227-1229,1988
4. 私のすすめる整形外科治療法、観血療法
   脊椎破裂骨折に対する後方からの前方除圧脊柱再建法
   見松健太郎
   整形外科MOOK 増刊2　114-117, 金原出版,1993
5. 胸椎、腰椎骨折
   見松健太郎
   骨折の臨床　91-114, 中外医学社,1996
6. 骨粗鬆症に伴う椎体圧潰後遅発性神経麻痺
   後方除圧＋後方instrumentation-骨片打込み
   岩本幸英編　新世代の整形外科手術
   3.脊椎外傷の手術療法　172-177,
   Medical view　東京, 1999.
7. New vertebral body impactors for posterolateral decompression of burst fracture.

  Kentaro Mimatsu, Fumihiko Kato, Noriaki Kawakami,
  Spine 18：1366-1368,1993.
8 Anterior decompression of burst fractures
  from the posterior approach using new impactors.
  Kentaro Mimatsu, Fumihiko Kato, Noriaki Kawakami,
  J.Neurol,orthop.Med.surg, 14：65-72,1993
9 骨粗鬆症の脊椎圧迫骨折に対する外固定法
  ―ギプス固定、硬性・軟性コルセットの差―
  金村徳相、見松健太郎、安藤智洋
  東海脊椎外科　13：50-51,1999.
10 骨粗鬆症のトータルケアー　骨折の治療―脊椎圧迫骨折
  脊椎圧迫骨折の手術―後方除圧・後方instrumentation（骨片打ちこみ）―
  見松健太郎、吉田徹
  骨，関節，靱帯 13：815-819,2000.
11 痛みの評価・診断法　-1）Visual analogue scale（VAS）-
  見松健太郎、吉田徹
  整形外科 51：897-901,2000
12 骨粗鬆症例脊椎圧迫骨折の治療 ―保存療法とその限界
  吉田徹、見松健太郎、南場宏通、笠井勉、杉下英樹
  Clinical Calcium 10：805,810,2000
13 腰痛の評価に対するVASチャートの応用
  見松健太郎、吉田徹、笠井勉
  東海脊椎外科 15：3-7,2001
14 腰痛の評価に対するVASの応用
  見松健太郎、吉田徹、南場宏通、笠井勉、下村啓
  骨、関節、靱帯　14：355-360,2001

15 痛みの評価法
  見松健太郎、吉田徹
  リウマチ科　25：528-532,2001

16 特集 骨粗鬆症と腰痛　70歳以上の急性腰痛の診断と治療
  見松健太郎、吉田徹
  骨、関節、靱帯、15：335-339,2002

17 特集 骨粗鬆症と腰痛
  骨粗鬆症性脊椎骨折の椎体癒合不全 —成因と治療—
  吉田徹、見松健太郎、南場宏通、笠井勉、太田竜夫
  骨、関節、靱帯　15：317-325,2002

18 VASチャートよりみた脊椎椎体骨折の疼痛と治療効果
  見松健太郎、吉田徹、南場宏通、笠井勉、下村啓
  東海脊椎外科　16：3-5,2002

19 骨粗鬆症性椎体骨折の椎体癒合不全例について
  吉田徹、見松健太郎、笠井勉
  日本腰痛学会雑誌　8:166-172,2002

20 正面衝突による若年者の上胸背部痛 —圧迫骨折と判明した2例—
  見松健太郎、吉田徹、笠井勉、辻村明、辻村享
  東海脊椎外科　17：3-6,2003

21 特集 必見腰痛学 外来での腰痛診断のコツ
  見松健太郎、吉田徹
  骨、関節、靱帯　16：821-828,2003

22 脊椎圧迫骨折の疼痛評価と保存療法のクリニカルパス
  見松健太郎、吉田徹
  関節外科　23：345-349,2004

23 急性腰痛の診断と治療
  見松健太郎、吉田徹

骨、関節、靱帯　17：577-584,2004

24　外来での急性腰痛の診断
　　見松健太郎
　　Monthly Book Orthopaedics　18：1-8,2005

25　骨粗鬆症性脊椎圧迫骨折の保存療法 ―体幹ギプス療法を中心に―
　　吉田徹、見松健太郎、南場宏通、笠井勉、山田高士
　　整形災害外科　49：779-787,2006

26　骨粗鬆症性胸腰椎圧迫骨折の保存的治療
　　吉田徹、見松健太郎
　　脊椎脊髄ジャーナル　20：562-569,2007

27　高齢者骨折に対する私の治療法
　　骨粗鬆症性脊椎圧迫骨折の保存的治療 ―基本的な考えと問題点―
　　吉田徹、南場宏通、見松健太郎、笠井勉、山田高士、西畑貴子
　　別冊整形外科　50：72-79,2007

28　高齢者脊椎圧迫骨折の保存療法 ―早期診断と経過予測―
　　吉田徹、見松健太郎
　　骨、関節、靱帯　18：395-401,2005

29　やさしい肩コリ、腰痛、シビレの話
　　見松健太郎、河村守雄
　　名古屋大学出版会　1997,2008,名古屋

30　やさしい腰ヘルニア物語
　　見松健太郎、足立忍、島本麻希、吉田徹
　　風媒社、2009, 名古屋

31　65歳のトキメキ、68歳にもトキメキ
　　安藤亜希、藤井そう、見松健太郎
　　文芸社　2014, 東京

著者紹介

見松健太郎　1943年　愛知県豊明村に生まれる。
　　　　　　1969年　名古屋大学医学部卒業
　　　　　　1994年　　〃　　〃　整形外科助教授
　　　　　　1998年　JR東海総合病院　副院長
　　　　　　1999年　吉田整形外科病院　副院長
　　　　　　2011年　辻村外科病院　顧問医
　　　　　　　　　　整形外科専門医、脊椎脊髄外科名誉指導医

辻村 享　　1959年　愛知県名古屋市に生まれる。
　　　　　　1985年　藤田保健衛生大学医学部卒業
　　　　　　1987年　　〃　　〃　外科に入局
　　　　　　2008年　　〃　　〃　客員教授
　　　　　　2012年　辻村外科病院　院長、理事長
　　　　　　　　　　刈谷医師会（刈谷、知立、高浜市）理事

中川武夫　　1944年　愛知県名古屋市に生まれる。
　　　　　　1969年　名古屋大学医学部卒業
　　　　　　1984年　　〃　　〃　公衆衛生学科講師
　　　　　　1984年　中京大学体育学部　教授
　　　　　　2015年　　〃　　〃　名誉教授
　　　　　　2015年　辻村外科病院に勤務
　　　　　　　　　　日本体育協会スポーツドクター

藤原 正治　1950年　静岡県三ヶ日町に生まれる。
　　　　　　1968年　愛知県立愛知商業高校卒業
　　　　　　1969年　印刷会社勤務
　　　　　　1970年　脊髄疾患で手術を受け、術後両下肢麻痺となる。
　　　　　　1977年　名古屋市職員となる。
　　　　　　1982年　車椅子卓球を始める。
　　　　　　1999年　名古屋市退職。
　　　　　　2019年　本誌の出版、編集に関わる。
　　　　　　　　　　また、車椅子卓球でパラリンピックを目指す障害者に指導を行っている。

藤原 佐登子　1963年　愛知県名古屋市に生まれる。
　　　　　　1984年　名古屋市立保育短期大学卒業
　　　　　　1985年　脊椎の病気にて手術を受ける。
　　　　　　1986年　車椅子卓球を始める。
　　　　　　2000年　車椅子卓球でシドニーパラリンピックに出場し、銀メダルを獲得する。
　　　　　　　　　　保育士の経験を活かし、本誌のイラストを担当した。

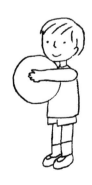

Q あとがき

　高齢化社会の到来である。天気の良い日には退職したと思われる白髪混じりの男性が、秋の日差しをいっぱい浴びて、散歩している姿が目立つようになった。病院には高齢者があふれている。腰痛を訴えて受診する人が増え、圧迫骨折と診断されて入院する。圧迫骨折がどんなことで、どう治療するのかと説明する時間が多くなった。耳の遠い人、すぐ忘れてしまう人、理解力の乏しい人も増加し、病院のスタッフも多忙である。
　やさしく、わかりやすく表現したつもりであるこの本が、高齢者にも、その家族にも喜んでもらえることを願っている。

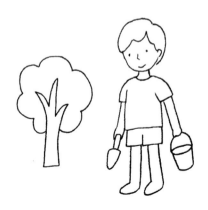

R さくいん（索引）

（数字）
4週間　　　60, 81, 93, 108, 130, 144, 148
75歳以上　　146

（アルファベット）
A
ADL　　　　113, 129, 130, 132, 139, 140
ADL評価（FIM）　130
AI　　　　　52
AP比　　　　130, 131, 133, 134, 137, 139, 140

B
back out　　85
Balloon Kyphoplasty　83
BKP　　　　29, 83, 84

C
coating　　　98
CT　　　　　25, 29, 31, 56, 92, 115

F
FIM　　　　130, 131, 133, 134, 135, 136, 138, 139, 140
FIM-M　　　133, 136
FIM運動項目　131, 138
FIM改善効率　138
FIM−効率　　136
FIM効率　　　133, 134
FIM利得　　　133, 134, 136, 138, 140
Functional Independence Measurement　134

H
habit　　　　88
H医大　　　　106

I
IL-6　　　　99

J
iPS細胞　　　98

JR東海総合病院　　122, 158

K
KT病院　　　107
K病院　　　　47, 107

L
L2椎体　　　40
L3　　　　　13, 14, 15, 20, 22, 23, 26, 27, 34, 35, 36, 37, 38, 39, 40, 46, 104, 106, 119

M
MRI　　　　12, 13, 14, 16, 17, 18, 20, 21, 22, 24, 26, 28, 30, 32, 34, 37, 39, 41, 43, 45, 48, 55, 56, 57, 58, 59, 60, 61, 92, 104, 105, 106, 107, 108, 115, 119, 145, 150, 151, 152

S
SERM　　　96

T
T1WI　　　13
T1強調画像　14, 16, 18, 20, 22, 24, 26, 28, 30, 32, 34, 37, 39, 41, 43, 45, 57, 115, 119
T2*WI　　　14, 16, 18, 20, 22, 24, 26, 30, 32, 34, 39, 41, 43, 45, 55, 56, 57, 119
T2WI　　　13
T2*強調画像　14, 16, 18, 20, 22, 26, 32, 34, 39, 41, 43, 45, 57, 119
T2強調画像　28, 30, 32, 37, 115
T12　　　　14, 15, 16, 17, 18, 19, 20, 21, 22, 23, 24, 25, 28, 29, 30, 31, 32, 33, 34, 35, 36, 37, 38, 39, 40, 41, 42, 43, 44, 45, 46, 47, 119, 125, 126

T病院　　　47, 104, 105, 106, 107, 108

V
VAS　　　68, 74, 75, 76, 77, 78, 79, 80, 81, 92, 104, 105, 107, 130, 131, 132, 134, 137, 140
VASチャート　68, 74, 75, 76, 77, 78, 79, 80, 81
Visual Analog Scale／Visual Analogue Scale　92, 131, 137

X
XP　　　12, 15, 17, 19, 21, 23, 25, 27, 31, 33, 35, 36, 38, 40, 42, 44, 46, 47, 56, 104, 105, 106, 107
X軸　　　54
X線像　　　115, 116, 117, 118

Y
YAM　　　54, 130, 131, 132, 134, 137, 140
YAM値　　　54
Young Adult Mean　131, 137
Y軸　　　54

(50音)
あ
汗くさくなる　148
新しい企画　142
圧迫感　　　110, 111, 112
圧迫骨折　　3, 5, 7, 8, 9, 11, 14, 15, 17, 18, 20, 22, 24, 25, 26, 32, 34, 35, 36, 37, 38, 41, 42, 43, 44, 45, 46, 50, 51, 52, 54, 55, 56, 57, 58, 60, 61, 63, 67, 73, 74, 76, 77, 79, 80, 82, 83, 88, 92, 94, 98, 100, 103, 104, 105, 106, 107, 108, 110, 112, 113, 114, 115, 116, 117, 121, 122, 128, 129, 130, 131, 140, 141, 143, 144, 145, 146, 147, 148, 150, 152, 160, 168
圧迫骨折後　7, 57, 88
圧迫（破裂）骨折　23, 56, 92, 115, 118, 119, 122, 124

アナログ　92
歩く　　　52, 87, 94, 95
歩け歩け　146

い
著しい運動障害　115, 117
萎縮　　　48
椅子座位　150
痛み　　　56, 57, 58, 59, 60, 61, 68, 69, 70, 72, 73, 74, 75, 76, 77, 78, 79, 80, 81, 85, 86, 88, 89, 92, 104, 105, 106, 108, 109, 111, 113, 114, 131, 132, 143, 144, 145, 147, 148, 151, 152
痛みの推移　74, 75, 76, 77, 78, 79, 80
著しい変形　115, 116
移動能力　130, 134
インスツルメント　31, 47
インターネット　101
インフルエンザ　146

う
上を向いて歩こう　69
運動　　　48, 52, 53, 87, 94, 99, 100, 108, 114, 115, 116, 117, 131, 136, 138, 149
運動障害　115, 116, 117
運動神経　99
運動量　　149

え
炎症　　　43, 45, 107

お
横臥位　　69
オーダーメイド　145
起き上り　88, 113
屋外へ散歩　148
お尻　　　50, 69, 70, 71, 88
オスタチン　99
オステオポンチン　95
お話風　　142
重い物　　59, 150, 151

か

臥位	61, 62, 63, 69, 70, 73, 88, 103
外固定	53, 60, 83, 121, 128
外固定材料	60
回旋位	116
外旋運動	100
改善効率	131, 138
開窓	64, 73
海馬	99
化学療法	47
風邪	108
硬いコルセット	60, 144, 149, 152, 153
硬いプラスチック	144, 148
カテプシンB	99
可動域	117
ガムテープ	66
かゆい所	148
身体	92, 130
カルシウム剤	96
カルシトニン薬	96, 97
ガン	99, 146
簡易コルセット	67, 68
感覚神経	99
看護師	81, 91, 110, 111, 112, 147, 148
関節突起	51
環椎（C_1）	116

き

記憶	99
機械のバリ	12
基礎データー	121, 122
機能的自立度評価法	134
ギプス	53, 60, 61, 62, 63, 64, 65, 66, 68, 69, 70, 73, 74, 81, 83, 88, 93, 103, 104, 105, 106, 108, 109, 110, 111, 112, 121, 128, 129, 130, 132, 139, 140, 143, 144, 145, 147, 148, 149, 152, 153
ギプス固定	53, 60, 103, 111, 128, 129, 130, 139, 140
ギプス固定期間	130
ギプス巻き	108, 132
ギプスを巻く	60, 61, 62, 63, 65, 81, 93, 106, 108, 110, 112, 143, 144, 145, 147, 148, 149, 152
救急外来（ER）	106
胸骨	62
強制力	149
強直	117
胸椎	14, 15, 16, 17, 18, 19, 20, 21, 25, 26, 28, 31, 32, 33, 35, 41, 42, 50, 51, 52, 103, 104, 126
胸腰椎	15, 21, 23, 25, 27, 31, 33, 35, 38, 40, 42, 44, 46, 47, 103, 117
胸腰椎移行部	103
棘突起	51
金属	31, 47, 85, 86, 144
筋肉	48, 99

く

くい込み型	58, 118
クイズ	101
空洞	83
草むしり	150
屈曲位	116
クッション	64
クリニカルパス	129, 132, 140
車椅子	31, 52, 58, 102, 112, 134, 159
車社会	52
鍬	59

け

経過観察	107
計算問題	101
頚椎	50, 51, 117
警備員	143
結核菌	47, 107
血栓	84, 147
剣道のひたたれ	64

こ

後遺障害	115
高血圧	146
硬性コルセット	60, 65, 66, 67, 85, 86, 87, 93, 104, 105, 112, 130, 132, 144, 145, 152

交通事故　3, 9, 56, 103, 115
高濃度　14, 16, 18, 24, 28, 34, 37, 39, 43, 45, 55, 115, 119
高齢化　52, 123, 125, 129, 146, 160
高齢化社会　52, 129, 160
高齢者　3, 52, 54, 56, 57, 58, 62, 63, 85, 98, 101, 102, 103, 144, 146, 151, 152, 160
高齢者施設　101
高齢女性　113
高齢婦人　150
後弯　26, 57, 125
股間　73
小魚　53, 94
腰が不安定　109
腰用装具　105
腰を反りかえる　147
骨塩量　54, 96, 104, 131
骨化　35
国会議員　146
骨芽細胞　95
骨棘　12, 42, 46
骨形成促進薬　96, 97
骨梗塞　84
骨折線　56, 92, 115
骨折の統計　121
骨折部位の分布　125, 126
骨折片　56, 106
骨粗鬆症　21, 49, 58, 97, 129, 140
骨粗鬆症性骨折　129
骨粗鬆性椎体骨折　139
骨盤　51, 62, 63, 64, 67, 69, 71, 73
骨膜　143
骨密度　54, 55, 57, 59, 96, 105, 137, 139, 152
骨癒合　53, 57, 81, 87
細かい計画　101
ゴム製品　67
コルセット　59, 60, 61, 65, 66, 67, 68, 81, 83, 85, 86, 87, 88, 93, 104, 105, 108, 109, 112, 130, 132, 143, 144, 145, 146, 148, 149, 151, 152, 153
コンピューター　121

さ
在院日数　130, 131, 133, 134, 138, 139, 140
細菌性脊椎炎　55
採型ギプス　65
再骨折　113
再手術　86
在宅復帰率　130, 131, 133, 134, 139, 140
再発　128, 129, 130, 131, 132, 133, 134, 136, 137, 138, 139, 140
再発群　128, 129, 130, 131, 132, 133, 134, 137, 138, 139, 140
再発例　128, 129
坂本九　69
査定　9, 115
サランラップ　65
参考資料　10, 122, 154
参考文献　10, 140, 154
さんま　53, 94

し
紫外線　53
磁気共鳴画像　12, 13
軸椎（C_2）　116
下着　62, 64, 73, 111, 148
下着の交換　73
磁場　56
脂肪変性化　48
脂肪抑制　24, 30, 55, 56, 115, 119
事務レベル　121
しゃがみ立ち　90
しゃがんで　95
じゃこ　94
シャツ　62, 111
シャワー　112
ジャンプ　95
衆院選　146
終活　9, 141
終板　14, 20, 32, 34, 35, 37, 43, 45, 51, 58, 118
終板圧潰型　58, 118
終板ずれ型　58, 118

縦列骨折	22		140, 150, 152, 158	
手術	7, 29, 30, 47, 53, 83, 85, 86, 87, 107, 116, 117, 121, 144, 148, 159		生検（バイオプシー）	107
			脆弱性骨折	129
手術件数	121		精神状態	112
手術後	85, 86, 87, 144		精神的苦痛	81
手術適応	83, 121		正中	64
出血像	151		生物	99
出産後	52		脊髄	28, 30, 51, 52, 56, 57, 84, 158, 159, 168
趣味	100			
シュモール結節	14, 34		脊髄（神経）	51, 56, 84
衝撃波	95		脊髄損傷	52
踵骨	54		せき柱	115, 116, 117
静脈	84, 147		脊柱管	20, 24, 28, 30, 36, 39, 40, 45, 51, 56, 57, 84, 106
食事摂取量	111			
褥瘡	81, 110, 111, 112		脊柱起立筋	48
初発	128, 129, 130, 131, 132, 133, 134, 136, 137, 138, 139, 140		脊柱の固定	47
			脊椎	3, 12, 13, 42, 50, 51, 53, 54, 55, 60, 81, 86, 107, 112, 115, 121, 127, 128, 129, 130, 131, 140, 150, 158, 159
初発群	128, 129, 130, 131, 132, 133, 134, 137, 138, 139, 140			
			せき椎圧迫骨折	116, 117
自律神経	99		脊椎圧迫骨折	54, 112, 128, 129, 130, 131, 140
尻餅	94, 106			
心筋梗塞	84, 146		脊椎インストルメント	86
神経症状	116, 130		脊椎炎	55, 107
神経線維	98		脊椎カリエス	107
神経麻痺	28, 29, 30, 57, 83, 106, 121, 148		せき椎固定術	116, 117
信号	32, 55, 92, 95, 98, 99, 151		脊椎転移	55
人工関節	83		脊椎の炎症	107
信号強度	92		脊椎の打診	150
深呼吸	111, 114		脊椎の骨	50
身体能力	130		絶縁物質	98
心房細動	84		石膏	65, 66, 145
			石膏ギプス	145
す			せぼね	3, 11, 50, 51, 53, 55, 59, 60, 61, 63, 69, 81, 85, 113, 168
水素	13, 97			
頭蓋	117		背骨の骨折	61, 69
スクワット	90, 95, 96		セメント	29, 83, 84
すべり（辷り）症	17		前屈	57, 61
スポンジ	64		先行研究	140
			仙骨部	64
せ			前縦靱帯	35
正規分布	124		全身麻酔	144
整形外科	52, 60, 122, 123, 126, 135,			

仙椎　　　　　51
戦闘モード　　99
扇風機　　　　141
洗面　　　　　147
前腕骨骨折　　54

そ
早期離床　　　129
早期リハビリ　140
側弯　　　　　12, 42, 116
側屈位　　　　116
反る　　　　　60, 61, 69, 83, 99

た
ダーメン　　　67, 68, 105, 106, 146, 148
第1腰椎（L1）　14, 15, 18, 25, 32, 33, 41,
　　42, 105, 126
第3腰椎（L3）　14, 15, 20, 26, 27, 34, 35,
　　104, 106
第4腰椎（L4）　17
第8胸椎（T8）　104
第10胸椎（T10）　35
第11胸椎（T11）　32, 33
第12胸椎（T12）　14, 15, 16, 17, 18, 20, 21,
　　25, 28, 31, 35, 41, 42, 126
退院　　　　　91, 104, 105, 107, 108, 113,
　　114, 130, 132, 133, 134, 136, 137, 139,
　　140, 141
退院時AP比　　133, 137, 139, 140
退院時FIM-M　133
退院成績　　　140
体幹　　　　　61, 62, 64, 66, 68, 81, 88, 100,
　　104, 105, 106, 108, 109, 110, 112, 121, 129
体幹ギプス　　61, 62, 68, 104, 105, 106, 108,
　　109, 110, 121
体幹の抜け殻　66
大腿骨頚部　　54
大腿骨骨折　　54
太陽　　　　　53, 94
タオル　　　　62, 73, 109, 112, 148
立ち上がる　　72

ち
知識欲　　　　101
父親　　　　　141
着脱式コルセット　108, 109
中程度の変形　115
腸骨稜　　　　62, 64
調査研究　　　121
腸閉塞　　　　52
腸腰筋　　　　48

つ
ツアー　　　　101
椎間板　　　　13, 28, 43, 45
椎間板炎　　　43
椎間板ヘルニア　13, 28
椎弓　　　　　51, 83, 84, 117
椎弓形成術　　117
椎弓根　　　　51, 83, 84
椎弓切除術　　117
椎骨　　　　　50, 51
椎体　　　　　12, 13, 14, 16, 18, 20, 21, 24,
　　25, 26, 27, 28, 29, 30, 31, 32, 33, 35, 36,
　　38, 39, 40, 43, 44, 45, 46, 47, 50, 51, 54,
　　55, 56, 57, 58, 59, 62, 68, 83, 84, 92, 103,
　　107, 112, 115, 116, 118, 120, 121, 122,
　　123, 124, 125, 127, 128, 129, 130, 131,
　　133, 134, 137, 139, 140, 151
椎体圧壊　　　130, 137, 139
椎体圧壊度　　130, 137
椎体形成術（BKP）　29, 84
椎体高　　　　120, 140
椎体高後方の和　120
椎体高前方の和　120
椎体骨折評価基準　137, 140
椎体骨折例　　127
椎体終板　　　58, 118
椎体前壁　　　58, 118
椎体の圧壊度　131
椎体の清掃（掻爬）　47
杖歩行　　　　90, 91, 134
つくだ煮　　　94
辻村外科病院　11, 121, 122, 123, 124, 125,

128, 158
つっかい棒　　59, 152
「つ」の字　　59, 61
つり上げ方式　　103
つんどく（積読）　　141

て

低濃度　　14, 16, 18, 24, 28, 34, 45, 55, 115, 119
テープ　　66, 111
デジタル　　92
手抜き工事　　145, 148
手間がかかる　　145
電線　　98, 102
転倒　　52, 53, 54, 87, 94, 104, 106, 150
転落事故　　103

と

トイレ　　64, 74, 108, 147
東京都知事　　146
統計　　121
橈骨　　54, 55
動作指導　　113
透視　　84
銅線　　98
胴体　　62, 147
疼痛軽減　　113
疼痛評価　　140
糖尿病　　146
動物　　53, 87, 92, 99
動脈　　21, 35, 147
動脈硬化症　　21
独立歩行　　88, 91
床ずれ　　110, 111, 112
独歩　　31, 91, 104, 106
飛び降り　　103
跳んで　　95
ドリル　　83, 84
鈍感　　92

な

内固定　　53
治る　　8, 53, 92, 93, 151, 152
長柄の拾う器具　　73
中川雄樹　　128
仲間はずれ　　151
縄飛び　　95
軟性コルセット　　67
軟性装具　　106

に

日常生活動作　　129, 139
入院時AP比　　133, 137
入院時FIM-M　　133
入院例　　122
人間は動物　　53, 87, 99
認知症　　8, 81, 98, 100, 101, 111
認知症予防効果　　100

ぬ

布製のコルセット　　143
布ベルト　　148

ね

寝返り　　70, 88, 113, 114
寝だこ　　110, 111, 112
年齢分布　　124

の

脳が活性化　　100
脳梗塞　　84, 146

は

背臥位　　62, 63, 70, 103
俳句クラブ　　101
肺梗塞　　84
排泄回数　　111
走って　　51, 95
肌着　　68, 110
畑59
初恋　　100
発赤　　111

母親	105, 141	風呂	60, 73, 85, 143, 144, 147, 148
流行り病	146	プログラム	88

ヘ

腹側（前方）	14, 55, 59
腹這い	63, 83
バルーン	83, 84
バルーン椎体形成術	84
破裂骨折	8, 16, 18, 20, 22, 24, 25, 28, 29, 30, 31, 32, 36, 37, 38, 39, 40, 51, 56, 58, 61, 74, 75, 78, 79, 80, 81, 83, 84, 85, 86, 104, 105, 106, 108, 111, 112, 121, 122
破裂骨折片	106
バンザイ	63, 100, 114

平均在院日数	131, 138, 139
平均年齢	123, 130, 132
ベッド	69, 70, 71, 72, 88, 89, 106, 111, 113, 114
ベッド柵	71
ベッド端	69, 70, 71, 89
ベルクロ	145
変形	12, 42, 55, 115, 116, 117, 128
変形性脊椎症	12, 42
便秘	52, 111
扁平化	18

ひ

皮下の出血	151
ビス	31, 85, 86, 97
ビタミンD	53, 94, 96
備中	59
肥満	146, 147
病院内	72
評価	74, 92, 130, 134, 135, 137, 140
評価用紙	135
標準偏差	55
美容用コルセット	67
敏感	12, 56, 92

ほ

暴走老人	146
歩行	72, 88, 89, 90, 91, 112, 134
歩行器	72, 89, 90
歩行器歩行	89, 90
歩行訓練	72, 89
保存的治療	121
保存療法	130, 139, 140
骨が硬い人	144
骨セメント	84
骨の材料	53, 94

ふ

風船	83, 84
伏臥位	63
副甲状腺ホルモン薬	96
副作用	96
腹式呼吸	111
腹部大動脈	21, 35
富士山	124
藤田保健衛生大学 医療科学部	128
節（ふし）	127
舟のへさき状	58, 118
部分切除	73
プラスチック	65, 66, 67, 73, 144, 145, 148
古い圧迫骨折	14, 20, 22, 32, 34, 41, 43, 46, 57, 60
フレームコルセット	67

ま

曲がり（弯曲）	127
巻き綿	62
巻綿	111

め

明和会	128
めざし	94
メタボ	99
メッシュ	67
メリヤス編み	62, 64, 65, 73
メリヤス編みの下着	64, 73
免疫	95, 99
免疫細胞	99

免疫力 95
綿シャツ 62

も
妄想 100

や
焼いた骨 94
薬剤治療 47

よ
陽性モデル 67, 145
腰椎 14, 15, 17, 18, 19, 20, 21, 23, 25, 26, 27, 30, 31, 32, 33, 34, 35, 38, 40, 41, 42, 44, 46, 47, 50, 51, 52, 54, 103, 104, 105, 106, 107, 108, 117, 125, 126
腰ヘルニア 67, 168
予後 121, 148, 149
横向き 71, 88
吉田整形外科病院 122, 123, 126, 158
吉田徹 58

ら
ランニング 95, 96

り
理学療法士 81, 91, 112, 113, 128
離床 128, 129, 130, 132, 139, 140
利得 131, 133, 134, 136, 138, 140
リハビリ 7, 88, 96, 104, 105, 106, 107, 109, 112, 113, 114, 121, 128, 129, 130, 132, 139, 140
リポプロテイン 98
隆起型 58, 118
両下肢に不全麻痺 30
旅行 91, 100, 101
旅行会社 101
リラックス 114
リン酸カルシューム 83, 84
隣接椎体 127, 129

れ
冷蔵庫 141
レーザー光線 54
レンジ 94
レントゲン（XP） 12, 15, 56, 104
レントゲン（X線）初期像 58
レントゲン写真 21, 46, 53, 54, 56, 92
レントゲン線 84

ろ
労災事故 9, 115
老人班 98
労働災害 56
録音 142
ロボット 52, 113

わ
若木骨折 58, 118
和田陽介 128

著者の最近出版した本

●やさしい腰ヘルニア物語
　　見松健太郎編著　風媒社　2009年

●やさしい肩コリ腰痛シビレの話（第2版）
　　見松健太郎 河村守雄著　名古屋大学出版会　2008年

●飲みながら語る医者仲間の話（その1）
　　G 井伊大砲台　見松健太郎著　文芸社　2012年

●飲みながら語る医者仲間の話（その2）
　　G 井伊大砲台　見松健太郎著　文芸社　2014年

●65歳のトキメキ68歳にもトキメキ
　　安藤亜希、見松健太郎著　文芸社　2014年

●脊髄腫瘍の臨床－厳選41症例から示す治療戦略
　　見松健太郎、松山幸弘　MCメディカ出版　2016年

どうしたらいい？ せぼねの圧迫骨折といわれたけど
2019年11月30日　第1刷発行　（定価はカバーに表示してあります）

　　　　　編著者　　見松　健太郎
　　　　　発行者　　山口　章

発行所　名古屋市中区大須1-16-29　　　　　風媒社
　　　　振替 00880-5-5616 電話 052-218-7808
　　　　http://www.fubaisha.com/

＊印刷・製本／モリモト印刷　　乱丁本・落丁本はお取り替えいたします。
ISBN978-4-8331-2593-2